10代のための疲れた心がラクになる本

「敏感すぎる」「傷つきやすい」自分を好きになる方法

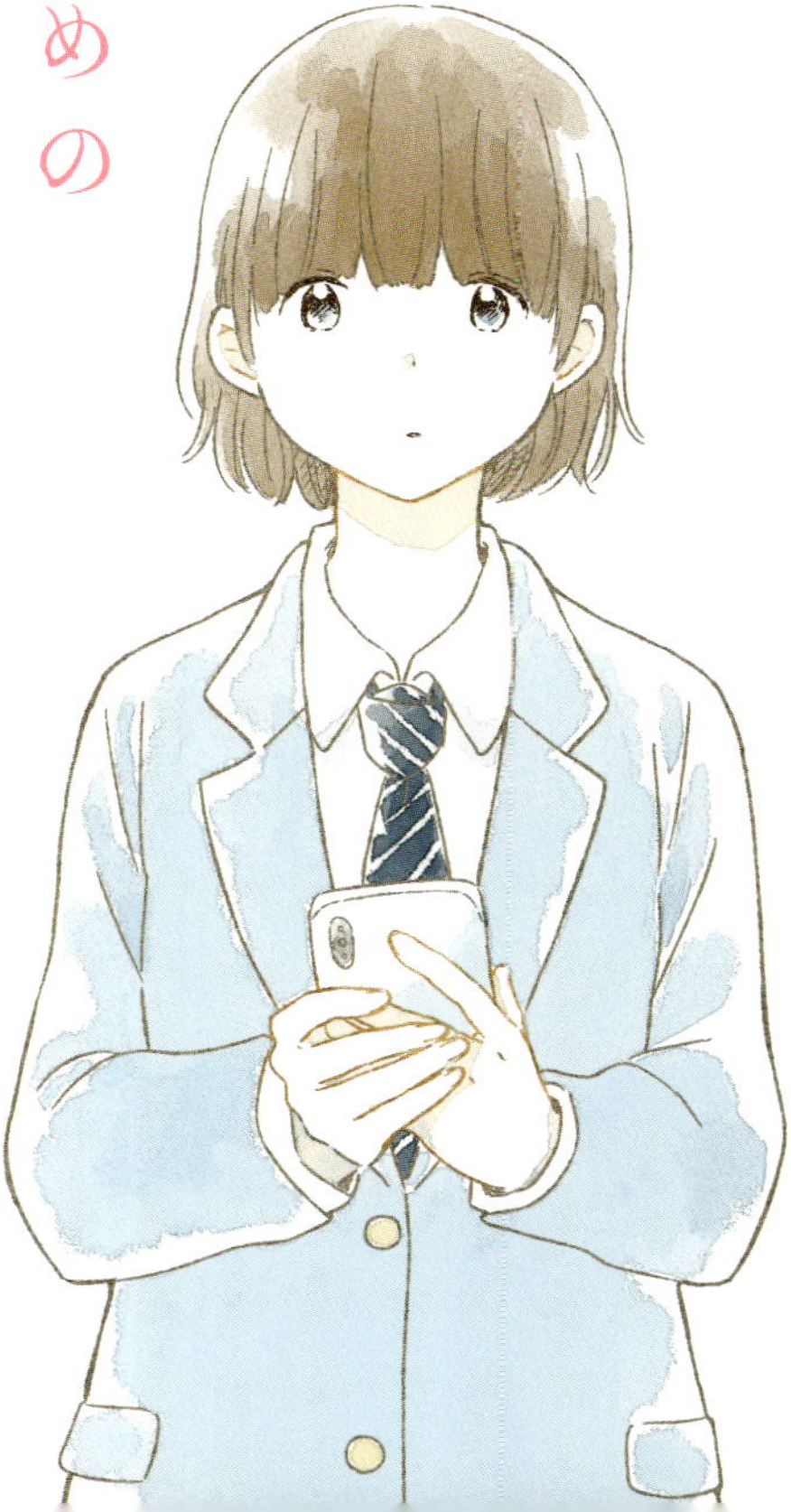

長沼睦雄
精神科医　十勝むつみのクリニック院長
Mutsuo Naganuma

誠文堂新光社

はじめに

「上を向こうよ」
ぼくはよく言います。
「つらくて、もう行き場がないと思ったら、空を見上げてごらん。
八方ふさがりだと思っても、空はスコーンと空いている。
だから上を向こう。
上に向かって跳《と》ぼう。
逃《に》げたいときも、上に向かって逃《に》げればいいんだ」と。

この本は、君に上を向いて一歩踏《ふ》み出してもらうための本です。

□　心がざわつくこと、つらいことが多くて、イヤな気分に押《お》しつぶされそう
□　朝起きると「また一日が始まる」と、どんよりした気分になる

□　笑《わら》うことができなくなっちゃった
□　自分のことをわかってくれる人がいない、ひとりぼっちだと感じている

こんな人に読んでもらいたいと思って書きました。

大人の方たちだけでなく、思春期真《ま》っ盛《さか》りの君たちにこそ、ぜひ読んでほしいと思っています。

ぼくは、北海道帯広市《おびひろし》で精神科《せいしんか》のクリニックを開いている医師《いし》です。

心に深い悩《なや》みをかかえ、それが病気の領域《りょういき》に達《たっ》してしまった人たちがやってきます。必要《ひつよう》があれば、もちろん薬を用いて治療《ちりょう》することもありますが、ぼくは、できるだけ薬なんかに頼《たよ》らないほうがいいと考えています。そういう方針《ほうしん》のもと、いろいろなアプローチを試《こころ》みて、その人に向いた治療法《ちりょうほう》を見つけ出していきます。

心の病《やまい》は、自分自身が本気で「治《なお》そう」という気持ちにならないと、快方《かいほう》には向かいません。

ようするに、自分自身の「治《なお》すんだ！」という強い意志《いし》が必要《ひつよう》なのです。

「大切なのは、知識《ちしき》、心構《こころがま》え、行動、この3つです」

ぼくは患者《かんじゃ》さんに言います。

理解《りかい》できない患者《かんじゃ》さんには、付《つ》き添《そ》っている方にしっかり伝《つた》えます。

①まず、「この病態《びょうたい》はどういうものか。なぜこうなってしまったのか、これを治《なお》すためにはどういう方法《ほうほう》があるのか」といったことを正しく知る

②次に、だれかに「なんとかしてもらう」のでなく、自分で「よくしていくんだ」という心構《こころがま》えをもつ

③そして、治《なお》していくために必要《ひつよう》な行動を起こす

この3ステップが大切なのだと理解《りかい》してもらうのです。

知識《ちしき》を得《え》れば「そうか、こうすればいいのか」とわかる。知らないために何もできずにいるということが、けっこうあります。

精神科《せいしんか》のクリニックに駆《か》けこむことになる人は、心がもう切羽《せっぱ》詰《つ》まったところまで追いつめられています。では、そうなる前に自分で何か対応策《たいおうさく》をとっていたのか、少なくとも本やネットで自分の症状《しょうじょう》についての知識《ちしき》を得《え》ようとしていたのか。それすら

していない人がいるのです。

自分でなんとかすることをあきらめている。医者に診《み》てもらえば、マジックのように治《なお》してくれると思っているのかもしれません。

その姿勢《しせい》では、残念《ざんねん》ながらよくなっていきません。

でも、そういう人も、知識《ちしき》がつくと、自分の病態《びょうたい》に向き合う姿勢《しせい》が変《か》わります。

そして心構《こころがま》えができたら、「このやり方で治《なお》していきましょうね」と相談して、行動に移《うつ》してもらうのです。


上に向かって跳《と》ぶ方法《ほうほう》、行動の仕方はいろいろです。

「君はいまの環境《かんきょう》にいたら、家族に押《お》しつぶされてしまうよ。逃《に》げ出しなさい」

そう言ったら、家を出て跳《と》び上がり、自立を始めた人もいます。

都会に暮《く》らしている人が「心がボロボロです、疲《つか》れました」と言ってきたので、「帯広《おびひろ》は自然《しぜん》がいっぱいだよ。おいしいものもいろいろあるよ」とぼくが話したら、仕事を休んでまさに跳《と》んできました。

その人は1カ月ほど大自然《だいしぜん》のなかでゆったり過《す》ごしていたら、すっかりよくなって元気に帰っていきました。

心構《こころがま》えといっても、肩《かた》ひじ張《は》った臨戦態勢《りんせんたいせい》にならなくていいのです。**どうすることが自分自身をラクにするのか、心の声を聞いて、一歩踏《ふ》み出せばいいのです。**

行動に移《うつ》せば、状況《じょうきょう》は変《か》わります。

この本は、二部構成《こうせい》になっています。

前半の第1章〜第4章は「知識編《ちしきへん》」。

生きづらさをかかえた君に知ってもらいたい知識《ちしき》をまとめました。

後半の第5章〜第8章は「チャレンジ編《へん》」。

どういう心構《こころがま》えをもち、どういう行動をすると状況《じょうきょう》を打開できるか、その具体的《ぐたいてき》な方法《ほうほう》をまとめました。

心がパンクしかけていても、自分で自分の心をセルフケアできるようになると、ラクになります。生きやすくなります。

これを読んだら、小さなことひとつでいいから、何か実践《じっせん》してみてください。

小さな一歩を踏《ふ》み出してほしいのです。

上に跳《と》んでみてほしいのです。

君が心から笑《わら》えるようになり、いまよりラクに、楽しく、はつらつと毎日を過《す》ごせるよう、心からエールを送ります。

もくじ

知《ち》識《しき》編《へん》

〜なぜ君は生きづらさを
感じてしまうのか〜

1

ストレスの正体を知ろう

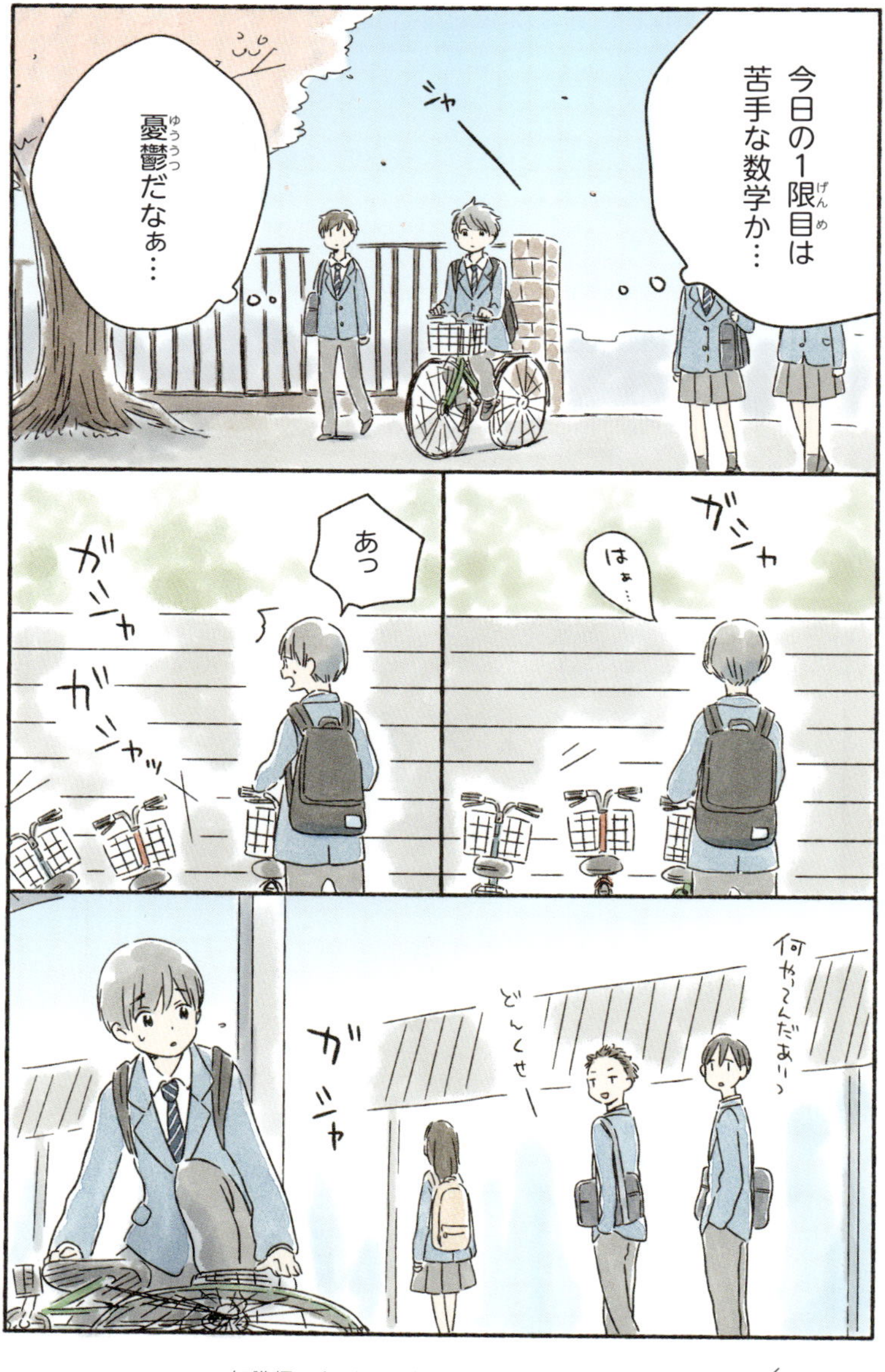
今日の1限目《げんめ》は苦手な数学か…
憂鬱《ゆううつ》だなぁ…
シャー
はぁ…
ガシャ
あっ
ガシャ
ガシャッ
何やってんだあいつ
どんくせー
ガシャ

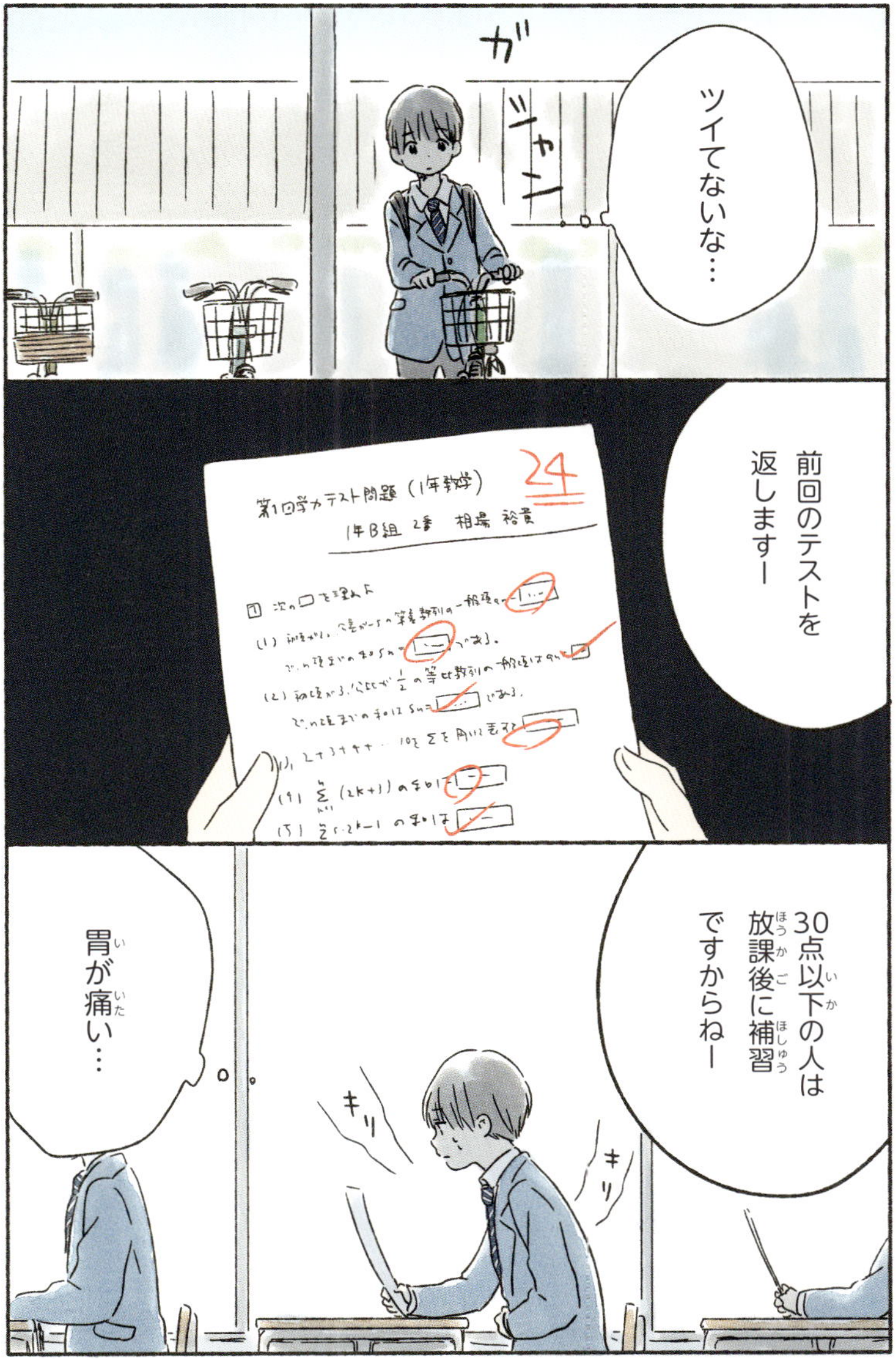
ガッシャン
ツイてないな…
前回のテストを返しますー
第1回学力テスト問題（1年数学）
24
30点以下《いか》の人は放課後《ほうかご》に補習《ほしゅう》ですからねー
胃《い》が痛《いた》い…
キリ
キリ

▼そもそもストレスってどんなもの？

まずは、だれもがかかえているストレスについて、あらためてとらえ直すところから始めましょう。

ストレス――ふだん、なにげなく使っている言葉ですね。

君はどんな意味合いで使っていますか。

苦痛《くつう》なこと、緊張《きんちょう》すること、重圧《じゅうあつ》がかかること、イライラさせられること……。

そんな感じかな？

ストレスとは、**「何かの刺激《しげき》によって、身体《からだ》や心に負荷がかかる状態《じょうたい》」**のことです。

ここ、よく覚《おぼ》えておいてください、**心だけでなく、身体《からだ》にも負荷がかかる。ストレスは、心身両面に出ます。**

ここにまるい風船があります。表面を押《お》すと、へこみますね。形がひしゃげて変形《へんけい》します。これがストレスのかかった状態《じょうたい》。刺激《しげき》に対する「ストレス反応《はんのう》」といいます。

このとき外から押《お》す力、刺激《しげき》を「ストレッサー」と呼《よ》びます。

ストレッサーとなるものがひとつ、ふたつではなくてたくさんあって、風船の形がボコボコにゆがんでいるような状況《じょうきょう》が、いまの君かもしれません。耐《た》えきれなくなってパーンと割《わ》れてしまわないように、対策《たいさく》を練らなければいけません。

そのためには、ストレスがどういうもので、どうして起こるのかを知ることが必要《ひつよう》です。

▼ストレッサーにはいろいろな種類《しゅるい》がある

ストレッサーにはどんなものがあるか、考えてみましょう。

中学生・高校生のストレッサーになりやすいこととして、次のような要因《よういん》が考えられます。

・身体的《しんたいてき》なストレッサー

思春期になってからの身体《からだ》の変化《へんか》、容姿《ようし》、体調不良《ふりょう》、睡眠不足《すいみんぶそく》　など

・学校生活でのストレッサー

友だち関係《かんけい》、先輩《せんぱい》・後輩関係《こうはいかんけい》、苦手なこと、成績《せいせき》、進路の不安《ふあん》　など

・家庭でのストレッサー

親・家族との関係《かんけい》、受験《じゅけん》勉強、塾通《じゅくがよ》い、恋愛《れんあい》・異性関係《いせいかんけい》、ゲームやSNSがらみのトラブル、両親の不和《ふわ》・離婚《りこん》　など

刺激《しげき》はつねに外からくるとは限《かぎ》りません。自分の内側《うちがわ》の感覚《かんかく》、欲求《よっきゅう》もストレッサーになります。

また、環境《かんきょう》のなかで感じる暑さや寒さ、におい、音、台風や洪水《こうずい》、地震《じしん》などのできごとも、ストレッサーになります。

人によっては、霊感的《れいかんてき》なものが強くて、ほかの人には見えないものが見えるとか、人の感情《かんじょう》がなだれ込《こ》んでくるというタイプの人がいて、それがストレッサーとなるケースもあります。

▼トラウマ的《てき》ストレスには要注意《ようちゅうい》！

とくに気をつけたいのは、強いショックを受けたできごとです。衝撃《しょうげき》で、心に深い傷《きず》を負います。これを「トラウマ」といいます。

たとえば、

- 家族や友人の死、大切なものを失《うしな》った喪失《そうしつ》の体験《たいけん》
- 事故《じこ》、犯罪《はんざい》、暴力《ぼうりょく》、性的被害《せいてきひがい》などにあった体験《たいけん》
- 地震《じしん》、火災《かさい》、台風、洪水《こうずい》など自然災害《しぜんさいがい》にあった体験《たいけん》
- テロ事件《じけん》、暴動《ぼうどう》、戦争《せんそう》など激《はげ》しい社会情勢《じょうせい》に巻《ま》き込《こ》まれた体験《たいけん》

こうしたことがあると、トラウマ体験《たいけん》として強いストレスとなり、心身に深い影響《えいきょう》を残《のこ》しやすいのです。

大切なものを失《うしな》うというのは、「物」だけではなくて、両親の離婚《りこん》でお父さんやお母さんのどちらか、あるいは両方と一緒《いっしょ》に暮《く》らせなくなってしまうとか、受験《じゅけん》に失敗《しっぱい》したとか、大失恋《だいしつれん》をしたとか、そういうことも含《ふく》まれます。

強烈《きょうれつ》なストレスがかかることや、長時間ストレスにさらされつづけていることは、心身をむしばみます。

風船にたとえてみると、風船は多少押《お》されても、元の形に戻《もど》ろうとする力が働《はたら》きますね。ところが長い間ずっと強い力で押《お》されつづけることで、ゆがんで変形《へんけい》したまま、元の形に戻《もど》れなくなってしまう。これが、ストレスがきっかけで病気になってしまう状況《じょうきょう》です。

人間も、多少のストレスには対処《たいしょ》しようとする力が働《はたら》いていますが、自分の対応《たいおう》能力《のうりょく》を超《こ》えた負荷がかかりつづけると、「まずい、これ以上《いじょう》は対応《たいおう》できない」と自分自身にシグナルを発するのです。

風船はパーンと割《わ》れるばかりではありません。ちょっと見ただけではわからないような小さな穴《あな》が空いて、空気が少しずつ抜《ぬ》けていってしぼんでしまうこともあります。でも、その穴《あな》をふさぎ、また中に空気を注入すれば、まるい風船に戻《もど》すことができます。

しぼみきってどうにもならなくなる前に、〝手当て〟すればいいわけです。

▼悪いばかりじゃないぞ、ストレスって

　ここまでストレスのマイナス面ばかり取り上げていますが、実はストレスにはプラス面もあるのです。

　それは、やる気を引き起こしてくれるエネルギーにもなるからです。

　スポーツ選手《せんしゅ》を見ていると、「この人は心が強いなあ、ストレスとかプレッシャーとかないんじゃないか」と思うような人がいます。しかし、ストレスを感じない人なんていないのです。感じているけれども、それに対応《たいおう》する力をつけているのです。

　大事な試合《しあい》で負けてしまったとき、そのことを、イヤな思い、マイナスのものとしないで、「よし、こんどは勝つぞ」という次へのがんばりの原動力にするコツを知っているのですね。

　ストレスは、そういうやる気を高めるエネルギーになります。「負けていなかったら、ここまでがんばれなかったかもしれない」、そんなエネルギーのもとになる、起爆力《きばくりょく》にもなるのです。

これは、たくさん試合《しあい》に出て、経験《けいけん》を積《つ》んでいて、「こういうときにはこうしたらいい」ということをいろいろ学習しているからでもあります。

ストレスを経験《けいけん》して、それにどう向き合ったらいいかというコツを身につけると、一歩、不安《ふあん》を乗り越《こ》える力がつきます。そうやって少しずつ自分の対応力《たいおうりょく》を高めていくと、ストレスがそんなにマイナス材料《ざいりょう》にならなくなっていきます。

これを**「ストレス耐性《たいせい》」がつく**といいます。

「マイナスのものだ」「自分はこういうのが苦手だ」と思ってクヨクヨしつづけていると、経験《けいけん》したストレスは心の傷《きず》になっていきます。それを「次のときに参考《さんこう》になるいい経験《けいけん》をした」とプラスにとらえられれば、ストレス耐性《たいせい》エネルギーにできます。

たとえば、中学受験《じゅけん》に失敗《しっぱい》してしまった。つらいですよね。大ショックです。「自分はダメだ」「自分はバカだ」とクヨクヨしつづけている人は、その失敗《しっぱい》が心の傷《きず》になりがちです。

そこを、「今回はうまくいかなかった、このくやしさをまた味わうのはイヤだから、高校受験《じゅけん》は絶対《ぜったい》に失敗《しっぱい》しないようにするぞ」と考えられれば、受験《じゅけん》の失敗《しっぱい》もまた〝いいストレス〟だったということになります。

ストレスを悪者扱《あつか》いしすぎないほうがいいのです。

▼ストレスを感じる脳《のう》のしくみ

ストレスを感じるとき、脳《のう》ではいったい何が起きているのでしょうか。

ちょっと科学的《かがくてき》な話になりますが、とても大事なことだから、ついてきてください。

ストレス反応《はんのう》をつかさどる部位《ぶい》に「扁桃体《へんとうたい》」と「視床下部《ししょうかぶ》」があります。

扁桃体《へんとうたい》は、側頭葉《そくとうよう》の内側《うちがわ》、「大脳辺縁系《だいのうへんえんけい》」に位置《いち》するアーモンド形の神経細胞《しんけいさいぼう》です。情動《じょうどう》・感情《かんじょう》の処理《しょり》、とくに不安《ふあん》や恐怖《きょうふ》と関係《かんけい》しています。これ、しっかり覚《おぼ》えておいてください。

視床下部《ししょうかぶ》は、大脳底部《だいのうていぶ》、奥深《おくぶか》いところに位置《いち》し、「自律神経《じりつしんけい》」の調節《ちょうせつ》やホルモンの分泌《ぶんぴつ》、情報伝達《じょうほうでんたつ》にかかわっています。視床下部《ししょうかぶ》もまた、ストレス反応《はんのう》に対して重要《じゅうよう》な役割《やくわり》をになっています。

刺激《しげき》に対して不安《ふあん》や恐怖《きょうふ》を感じると、まず扁桃体《へんとうたい》が興奮《こうふん》を始めます。

←扁桃体《へんとうたい》からの情報《じょうほう》を受けとった視床下部《ししょうかぶ》は、脳《のう》の各部《かくぶ》に指令《しれい》を発します。

←指令《しれい》が副腎《ふくじん》に伝《つた》えられると、副腎《ふくじん》はストレスホルモンと呼《よ》ばれる物質《ぶっしつ》を分泌《ぶんぴつ》しはじめます。副腎皮質《ふくじんひしつ》からコルチゾールが、副腎髄質《ふくじんずいしつ》からアドレナリン、ノルアドレナリンといったホルモンが出ます。

←それが血流にのって全身に回ると、興奮《こうふん》が起きます。

そして、全身にストレスホルモンが分泌《ぶんぴつ》されると、自律神経《じりつしんけい》のうちの交感神経《こうかんしんけい》が活発に働《はたら》くようになり、血管《けっかん》をぎゅっと締《し》め、緊張《きんちょう》させます。

これが、ストレスのメカニズム。「不安《ふあん》の回路」とか「恐怖《きょうふ》の回路」と呼《よ》ばれます。

ストレスのメカニズム

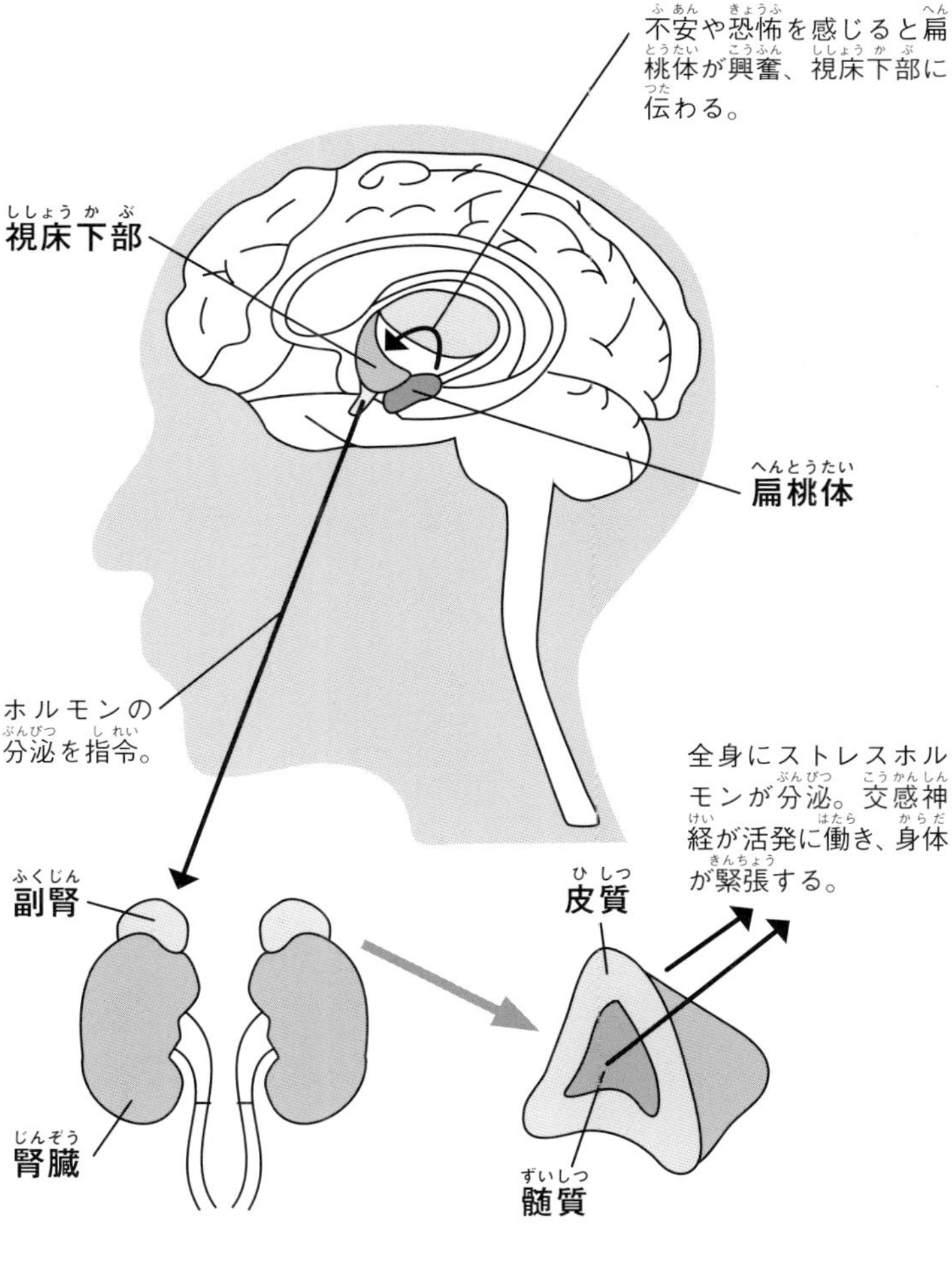
不安《ふあん》や恐怖《きょうふ》を感じると扁《へん》桃体《とうたい》が興奮《こうふん》、視床下部《ししょうかぶ》に伝《つた》わる。
視床下部《ししょうかぶ》
扁桃体《へんとうたい》
ホルモンの分泌《ぶんぴつ》を指令《しれい》。
全身にストレスホルモンが分泌《ぶんぴつ》。交感神《こうかんしん》経《けい》が活発に働《はたら》き、身体《からだ》が緊張《きんちょう》する。
副腎《ふくじん》
皮質《ひしつ》
腎臓《じんぞう》
髄質《ずいしつ》

▼症状《しょうじょう》を整理してみる

ストレスによってあらわれる反応《はんのう》、症状《しょうじょう》は実にさまざまですが、代表的《だいひょうてき》なものを並《なら》べてみましょう。

心理的《しんりてき》な症状《しょうじょう》

□ イライラする
□ 落ちこむ
□ 緊張《きんちょう》する
□ 強い不安《ふあん》や恐《おそ》れを感じる
□ 無気力《むきりょく》になる

身体《からだ》にあらわれる症状《しょうじょう》

□ 激《はげ》しい動悸《どうき》がする

□ 食欲《しょくよく》がなくなる（逆《ぎゃく》に食べすぎることもある）

□ 頭痛《ずつう》、めまい

□ 胃痛《いつう》、腹痛《ふくつう》

□ 眠《ねむ》れない

□ 疲労感《ひろうかん》、脱力感《だつりょくかん》がある

行動にあらわれる症状《しょうじょう》

□ 怒《いか》りが爆発《ばくはつ》する（人にあたる、暴言《ぼうげん》を吐《は》く、ケンカする、ものにあたる）

□ 泣《な》く

□ 食事をとらない、あるいは暴飲暴食《ぼういんぼうしょく》をする

□ ひきこもる

□ ストレス要因《よういん》から逃避《とうひ》する

□ 過激《かげき》な行動にはしる

精神的《せいしんてき》な症状《しょうじょう》、肉体的《にくたいてき》な症状《しょうじょう》のほかに、行動面にもあらわれます。

10代の場合、とくに10代前半の場合、**自分に起きている身体的《しんたいてき》な症状《しょうじょう》と、心の問題とがつながっているという実感がもてない人が多いのです。**

たとえば、胃《い》の痛《いた》みがストレスと関係《かんけい》しているというのは、ストレスについて知識《ちしき》のある大人はみんな知っていることですが、中学生くらいだと知らない人がほとんどです。

ストレスのかかった状態《じょうたい》がつづくと、「ストレス障害《しょうがい》」と呼《よ》ばれる疾患《しっかん》へと進行してしまいます。

ストレスは放っておいてはいけません。処置《しょち》する必要《ひつよう》があります。

▼不安《ふあん》の回路が活発すぎると……

扁桃体《へんとうたい》が警戒《けいかい》シグナルをあまり出しすぎると、不安《ふあん》の回路がくり返されます。

人間の脳《のう》には、好奇心《こうきしん》を呼《よ》び起こして活発に活動するように指令《しれい》を出す「行動活性《かっせい》システム（冒険《ぼうけん》システム）」と、危険《きけん》を回避《かいひ》しようとする「行動抑制《よくせい》システム（用心システム）」とがあります。

不安《ふあん》の回路だけが過剰《かじょう》に働《はたら》きつづけていると、行動を抑制《よくせい》しようとする働《はたら》きが強くなっていきます。冒険《ぼうけん》をしなくなる、チャレンジをしなくなる。やる前に、脳《のう》が歯止めをかけてしまうのです。

そのため、不安《ふあん》の回路の働《はたら》きが活発な人は、行動的《こうどうてき》ではなくなります。さらには、ものごとに対して、マイナス思考に陥《おちい》りやすくなってしまうのです。

先ほど、ストレスもいいものと受けとめることができる、という話をしましたね（➡P19）。ストレスになることがあっても、それを〝いいストレス〟にできる人は、冒険《ぼうけん》システムがちゃんと機能《きのう》しているのです。

一方、不安《ふあん》の回路が過剰《かじょう》に反応《はんのう》してしまうと、マイナスの思いこみがつくられていきます。「またダメかもしれない」と挑戦《ちょうせん》するのが怖《こわ》くなる。失敗《しっぱい》することを怖《こわ》がって、自分で自分の道を閉《と》ざしてしまいやすいのです。

不安《ふあん》や恐怖《きょうふ》が強くても、知性《ちせい》だとか、ものごとを冷静《れいせい》に判断《はんだん》する理性《りせい》だとか、そういう部分との回路がちゃんとつながっていればバランスがとれるのですが、そのつながりがよくないと、悲観的《ひかんてき》なほうに偏《かたよ》っていってしまいます。

こうした偏《かたよ》ったストレス状態《じょうたい》がつづくと、疾患《しっかん》に結《むす》びつく。その原因《げんいん》としていちばん大きいのが、自律神経《じりつしんけい》の乱《みだ》れです。

▼自律神経《じりつしんけい》と「ホメオスタシス」のこと

ストレス情報《じょうほう》の伝達《でんたつ》に深くかかわっている自律神経《じりつしんけい》。いったいどんな神経《しんけい》なのでしょうか。

自律神経《じりつしんけい》の説明《せつめい》をする前に、ヒトが生命を維持《いじ》していくために、脳《のう》が身体《からだ》を安定した状態《じょうたい》に保《たも》とうとする機能《きのう》、「生体の恒常性《こうじょうせい》（ホメオスタシス）」についてお話ししましょう。

たとえば、猛暑《もうしょ》。気温が39℃だ、40℃だといわれる異常《いじょう》な猛暑日《もうしょび》というのがありますね。人間の体温はだいたい36℃台です。40℃の熱《ねつ》が出たりすると、つらくて大変《たいへん》です。

では、気温が40℃になっても、体温は40℃にならないのはどうしてでしょうか。

外気温が上昇《じょうしょう》したり、低下《ていか》したりしても、体温がある程度《ていど》一定で保たれるように、脳《のう》が指令《しれい》を発しているのです。

血圧《けつあつ》もそうです。心拍数《しんぱくすう》もそう。消化の働《はたら》きもそう。

身体《からだ》が危険《きけん》な状態《じょうたい》にならないように、生存《せいぞん》の危機《きき》にさらされないように、脳《のう》が管理《かんり》してコントロールしている。これがホメオスタシスという機能《きのう》で、自律神経《じりつしんけい》はホメオスタシスを維持《いじ》するための中枢神経《ちゅうすうしんけい》なのです。

自律神経《じりつしんけい》には、「交感神経《こうかんしんけい》」と「副交感神経《ふくこうかんしんけい》」の2種類《しゅるい》があります。

わかりやすくいうと、交感神経《こうかんしんけい》は興奮《こうふん》や活動を促《うなが》す神経《しんけい》、副交感神経《ふくこうかんしんけい》はリラックスや休息を促《うなが》す神経《しんけい》。

自律神経《じりつしんけい》は、身体《からだ》の隅々《すみずみ》の毛細血管《けっかん》にまで細かな神経網《しんけいもう》を張《は》りめぐらせていて、心臓《しんぞう》の動き、胃腸《いちょう》の働《はたら》き、体温、血圧《けつあつ》など、身体《からだ》の機能《きのう》の調節《ちょうせつ》をし、指令《しれい》を各部《かくぶ》に伝《つた》えています。

つねに交感神経《こうかんしんけい》と副交感神経《ふくこうかんしんけい》がバランスよく機能《きのう》し合うように調節《ちょうせつ》し、身体《からだ》の状態《じょうたい》を適正《てきせい》に保《たも》っているのです。

▼自律神経《じりつしんけい》─ホルモン─免疫《めんえき》は連鎖《れんさ》する

ホメオスタシスを支《ささ》えている三本柱があります。

神経《しんけい》、ホルモン、免疫《めんえき》──。

この3つが連係《れんけい》して身体《からだ》の状態《じょうたい》を調整しているのです。

長い間、過剰《かじょう》なストレスを受けつづけていると、正常《せいじょう》な状態《じょうたい》に戻《もど》そうとする働《はたら》きが弱まり、まず自律神経《じりつしんけい》のバランスが崩《くず》れてしまいます。

自律神経《じりつしんけい》の中枢《ちゅうすう》のシステムが狂《くる》わされ、交感神経《こうかんしんけい》が働《はたら》くべきときに働《はたら》かなくなってしまうのです。

たとえば、自律神経《じりつしんけい》が正常《せいじょう》に働《はたら》いていると、朝になると交感神経《こうかんしんけい》が活発になり、身体《からだ》は活動モードに入ります。ところが、交感神経《こうかんしんけい》の働《はたら》きがよくないと、血圧《けつあつ》が上がりません。だから、めまいがして起きられなかったり、フラフラしたり、食欲《しょくよく》がわかなかったりします。血行がよくないので、身体《からだ》がだるかったり、疲《つか》れを感じたりしてしまいます。

脳《のう》の視床下部《ししょうかぶ》はホルモン系《けい》（内分泌系《ないぶんぴつけい》）に直結《ちょっけつ》しています。視床下部《ししょうかぶ》から脳下垂体《のうかすいたい》へ、さらに副腎《ふくじん》へという流れがありますが、自律神経《じりつしんけい》が狂《くる》わされることで、副腎《ふくじん》に影響《えいきょう》していきます。だから、次に内分泌系《ないぶんぴつけい》の異常《いじょう》が起こります。

内分泌系《ないぶんぴつけい》の異常《いじょう》が、こんどは免疫系《めんえきけい》の異常《いじょう》につながります。免疫系《めんえきけい》が正常《せいじょう》に働《はたら》かないと、感染症《かんせんしょう》にかかりやすくなったり、アレルギーが出たりします。また、免疫細胞《めんえきさいぼう》の7割《わり》は腸《ちょう》でつくられているため、腸《ちょう》の働《はたら》きが悪いと、お腹《なか》の調子がおかしくなりやすいのです。

ざっくりとわかりやすくいうと、ストレスが身体《からだ》にさまざまな影響《えいきょう》をもたらすのは、こういうメカニズムになっているからです。

▼自律神経《じりつしんけい》の乱《みだ》れは薬では治《なお》せない

「自律神経失調症《じりつしんけいしっちょうしょう》」という言葉を聞いたことがありますか？

周《まわ》りの大人から「それは自律神経失調症《じりつしんけいしっちょうしょう》だね」と言われたことのある人もいるかもしれません。

でも、これ、具体的《ぐたいてき》な病名を指しているわけではないのです。

医師《いし》には、正式な診断名《しんだんめい》として使える病名のガイドラインというものがあります。自律神経失調症《じりつしんけいしっちょうしょう》はそのなかには入っていません。

自律神経失調症《じりつしんけいしっちょうしょう》とは、自律神経《じりつしんけい》のバランスが崩《くず》れてしまってつらい症状《しょうじょう》があると認《みと》められる、そういう「状態《じょうたい》」をいっているにすぎないのです。

さらにいえば、自律神経《じりつしんけい》の乱《みだ》れは薬では治《なお》せません。

自律神経《じりつしんけい》は、外側《そとがわ》からコントロールすることができないしくみになっている神経《しんけい》なのです。

自律神経《じりつしんけい》を外側《そとがわ》から簡単《かんたん》に調節《ちょうせつ》できてしまったら、ホメオスタシスが維持《いじ》できません。大事な情報《じょうほう》が入っているスマホやパソコンの中枢《ちゅうすう》を、外部から勝手にコントロールされてしまったら困《こま》りますよね。それと似《に》たようなものです。

ですから、自律神経《じりつしんけい》が乱《みだ》れてしまうと、病院で処方《しょほう》してもらった薬を飲めば治《なお》せるといったものではないのです。

ただ、つらくて苦しい「症状《しょうじょう》」を、薬で抑《おさ》えるといったことはできます。たとえば、鎮痛剤《ちんつうざい》や整腸剤《せいちょうざい》を飲んで、頭痛《ずつう》や腹痛《ふくつう》を止めることは可能《かのう》です。そうやって部分的《ぶぶんてき》な症状《しょうじょう》を和《やわ》らげる手法《しゅほう》を「対症療法《たいしょうりょうほう》」と呼《よ》びます。

対症療法《たいしょうりょうほう》でも、一時的《いちじてき》に少しはラクになります。けれども、それは根本的《こんぽんてき》な問題の解決《かいけつ》にはなりません。乱《みだ》れてしまった自律神経《じりつしんけい》のリズムを治《なお》しているわけではありませんからね。

では、どうやって治《なお》したらいいのか。それは後半の「技術編《ぎじゅつへん》」でいろいろ紹介《しょうかい》しますが、いちばん効果的《こうかてき》なのは休養《きゅうよう》をとること。リラックスして、緊張《きんちょう》や疲労《ひろう》をしっかりとり除《のぞ》くことこそが望《のぞ》ましい。ここではそのことをしっかり覚《おぼ》えておいてください。

▼適度《てきど》なストレスは必要《ひつよう》

ストレスというのは、程度《ていど》問題です。ありすぎるのはよくないですが、まったくないのもよくありません。

学生にとって、試験《しけん》は大きなストレスのひとつですね。だれでも「あ～あ、テストなんてなければいいのに」と思ったことがあるのではないでしょうか。

でも、試験《しけん》があるから「勉強しなきゃ」という気になる。試験《しけん》がまったくなかったら、授業《じゅぎょう》だっていまほどまじめに受けなくなるでしょうし、宿題だって「やらなくてもいいや」という気になってしまうことでしょう。

試験《しけん》があるという緊張感《きんちょうかん》が、君たちを勉強に向かわせてくれるのです。なんでもそうです。緊張感《きんちょうかん》がまったくなくなってしまったら、ゆるみきってしまいます。

ストレスは、ほどほどにはあったほうがいいのです。

冒険《ぼうけん》システム、用心システムの話もしましたが、やたらと用心しすぎたら、抑制《よくせい》過剰《かじょう》で行動力がなくなってしまいます。

かといって、怖《こわ》いもの知らずで、なんにでも飛《と》び込《こ》んでいくのがいいかというと、それも危険《きけん》です。若《わか》い10代の脳《のう》というのは、あまりリスクを考えないでやってしまう傾向《けいこう》が強いのです。それがいい結果《けっか》を生むこともありますが、自分の命を危険《きけん》にさらしてしまうこともあります。

自分のなかに湧《わ》く「ちょっとイヤな感じがする」とか、「怖《こわ》い気がする」といった感覚《かんかく》は、大事にしましょう。

ネガティブな感覚《かんかく》や感情《かんじょう》が湧《わ》くことは、生き物の本能《ほんのう》として意味があるのです。ちょっとしたことに気づき、「ん？　これはなんだろう？」と立ち止まれるように、脳《のう》がシグナルを発しているのです。危険《きけん》を避《さ》けられるように、自分で自分を守れるように、教えてくれているのです。

そういう感覚《かんかく》を大事にできることは、生きていくうえで大切な能力《のうりょく》です。

2

思春期の脳《のう》と身体《からだ》と心

今日はいつもと違《ちが》う髪型《かみがた》にしてみたけど…
変《へん》じゃないかなぁ…
あれっあゆみー?
その髪型《かみがた》あんまり似合《にあ》わないねー
あははは

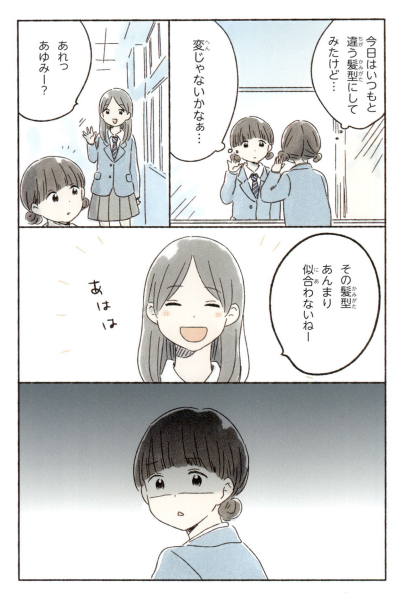

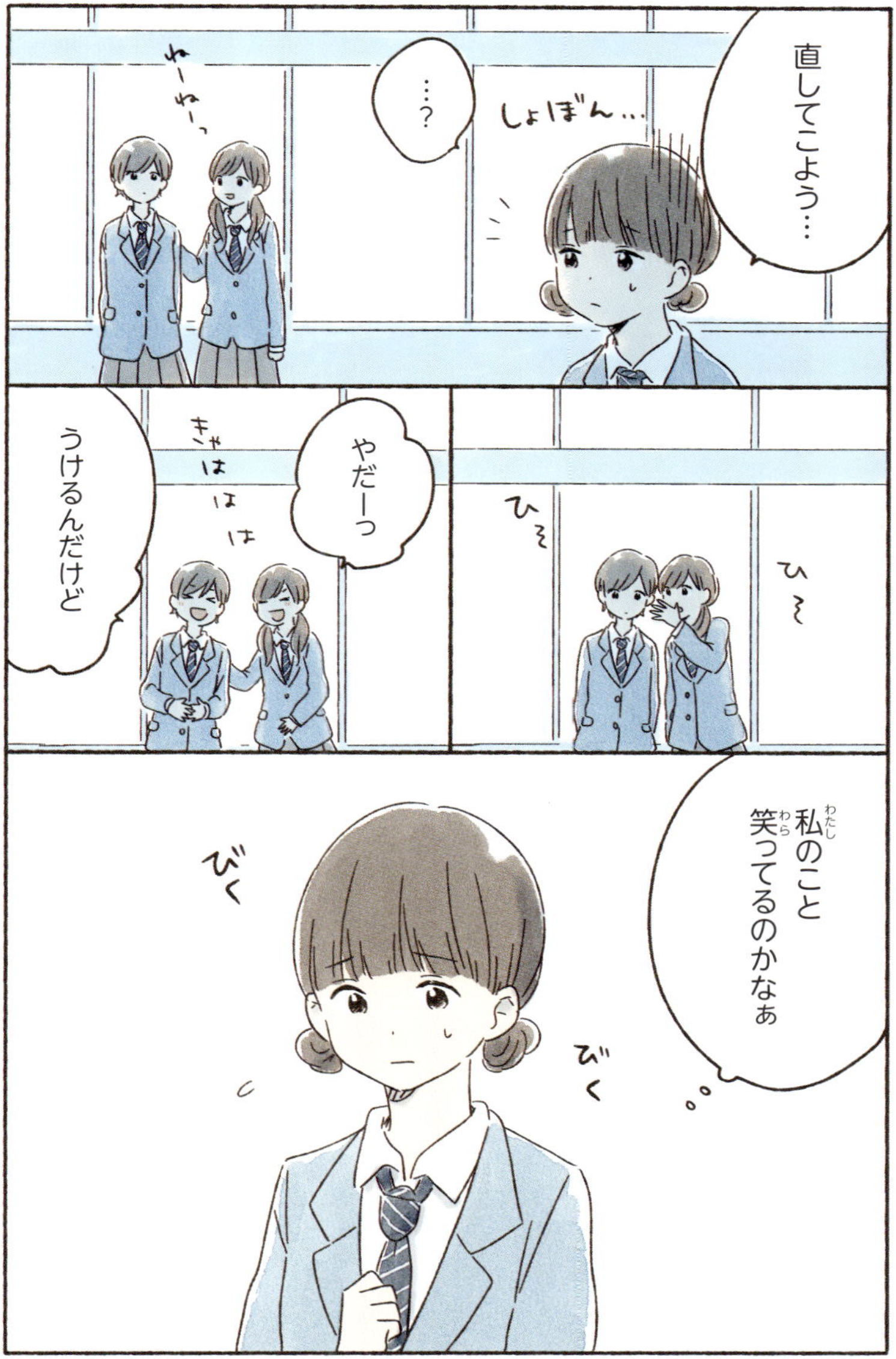
直してこよう…
しょぼん…
ねーねーっ
…？
やだーっ
きゃははは
うけるんだけど
ひそ
ひそ
私《わたし》のこと
笑《わら》ってるのかなぁ
びく
びく

▼ガラスの心

思春期は「多感な年ごろ」とよくいわれます。「多感」とは、非常《ひじょう》に感じやすく、傷《きず》つきやすいという意味。

その言葉どおり、思春期はさまざまな刺激《しげき》に対して、とても敏感《びんかん》です。他人のちょっとした言葉や行動に、深く傷《きず》ついたり、キレたり、過敏《かびん》すぎる反応《はんのう》をしたりしてしまいます。

「思春期の心はガラスの心だ」とよく思います。もろくて壊《こわ》れやすい。そして、**割《わ》れてしまった破片《はへん》の鋭《するど》い切っ先が、自分のこともほかの人のことも傷《きず》つけてしまう危《あや》うさがある。傷《きず》つきやすいのと同じくらいに、傷《きず》つけやすいところもあるのが特徴《とくちょう》です。**

しかしこれも、その人の性格的《せいかくてき》な問題というよりは、思春期だからこそ起きてしまうこと。

キレやすいのも、傷《きず》つきやすいのも、不安《ふあん》が強くて心がやたらザワザワ、イライラ、モヤモヤしているのも、体調にいろいろトラブルが出やすいのも、みんな思春期ならではの身体《からだ》と心の状態《じょうたい》がもたらすものなのです。

「どうしてこんなになっちゃうのかわからない」というつらさも、原因《げんいん》を知ってみれば「そういうことだったのか」と思えて、気がラクになります。思春期は期間限定《げんてい》もの、嵐《あらし》には必《かなら》ず終わりが来るとわかっているのですから。

▼思春期の敏感《びんかん》さはホルモン旋風《せんぷう》が巻《ま》き起こす

思春期とは、だいたい10歳《さい》から17、18歳《さい》ごろまで。性《せい》ホルモンの分泌《ぶんぴつ》が盛《さか》んになり、肉体的《にくたいてき》にも精神的《せいしんてき》にもいろいろ変化《へんか》をとげながら成長《せいちょう》していきます。

思春期に目に見えてはっきりわかるのが、身体《からだ》の変化《へんか》です。

女子は、胸《むね》がふくらんでくる、生理が始まる、わき毛や陰毛《いんもう》が生えはじめる、胸《むね》やお尻《しり》など身体《からだ》つきが全体にふっくらしていきます。男子は、声変《こえが》わりする、ヒゲが生える、わき毛や陰毛《いんもう》が生えはじめる、睾丸《こうがん》が発達《はったつ》し、勃起《ぼっき》や夢精《むせい》が始まります。

これらの変化《へんか》をもたらすのが性《せい》ホルモン。「脳下垂体《のうかすいたい》」から分泌《ぶんぴつ》される、男性《だんせい》ホルモンの「テストステロン」、女性《じょせい》ホルモンの「エストロゲン」、黄体《おうたい》ホルモンの働《はたら》きをもつ「プロゲステロン」などです。性《せい》ホルモンは子どものころから体内にあるのですが、卵巣《らんそう》や精巣《せいそう》の活動が活発になることで思春期に分泌《ぶんぴつ》が非常《ひじょう》に活発になります。そして性徴《せいちょう》がどんどん進んでいくのです。

さらにこれらの性《せい》ホルモンは、脳《のう》にも影響《えいきょう》を及《およ》ぼします。なかでも「扁桃体《へんとうたい》」を刺激《しげき》します。扁桃体《へんとうたい》——ストレスのところで出てきましたね(↓P21)。情動《じょうどう》・感情《かんじょう》の処理《しょり》、とくに不安《ふあん》や恐怖《きょうふ》と関係《かんけい》する部位《ぶい》です。ホルモンに刺激《しげき》され、扁桃体《へんとうたい》は敏感《びんかん》に反応《はんのう》して興奮《こうふん》します。つまり、不安《ふあん》や恐怖《きょうふ》の感情《かんじょう》がふくらんで、感情爆発《かんじょうばくはつ》を起こしやすくなるのです。

気分が不安定《ふあんてい》になりやすい理由、不安《ふあん》が強い理由、そしてキレやすい理由は、ホルモンが扁桃体《へんとうたい》に揺《ゆ》さぶりをかけているところにあるのです。

▼脳《のう》がまだでき上がっていない？

さらに近年、脳科学《のうかがく》の領域《りょういき》で新しいことがわかってきました。以前《いぜん》は、脳《のう》はだいたい17歳《さい》くらいまでには大人並《おとなな》みに成熟《せいじゅく》するものと思われていました。

ところが、**脳科学《のうかがく》の検証実験《けんしょうじっけん》などによって、どうやら脳《のう》が一人前にでき上がるのは、25歳《さい》ごろになってからだということがわかってきたのです。**

脳《のう》は、後ろから前へという流れで成熟《せいじゅく》します。いちばん後に成熟《せいじゅく》するといわれているのが、前頭前野《ぜんとうぜんや》。前頭前野《ぜんとうぜんや》は、感情《かんじょう》や衝動《しょうどう》を抑制《よくせい》する働《はたら》きをします。前頭前野《ぜんとうぜんや》がきちんと働《はたら》き、脳《のう》のほかの領域《りょういき》とのつながりが強くなることで、感情《かんじょう》の高まりがコントロールされるわけです。それが成熟《せいじゅく》した脳《のう》なのです。

これに対して思春期の脳《のう》は、不安《ふあん》や恐怖《きょうふ》の感情《かんじょう》を生む扁桃体《へんとうたい》が過剰《かじょう》に活発になっている一方、抑制機能《よくせいきのう》の働《はたら》く前頭前野《ぜんとうぜんや》が未成熟《みせいじゅく》なため、ブレーキが利《き》きにくい状態《じょうたい》にあります。

感情《かんじょう》の爆発《ばくはつ》が抑《おさ》えられない、キレやすい原因《げんいん》は、ここにあります。身体《からだ》はどんどん先に成長《せいちょう》していきますが、脳《のう》がまだ大人になれていないのです。

▼身体《からだ》の不調《ふちょう》、これってなんの病気？

急速な成長《せいちょう》の波のなか、ホルモンバランスの崩《くず》れは、さまざまな体調不良《ふりょう》も引き起こしやすくなります。

思春期真っただ中の中高生から、悩《なや》みとしてよく相談されることをいくつか挙《あ》げてみます。

□ 朝、起きられない。頭痛《ずつう》がひどくて、立ち上がろうとすると、めまいでフラフ

ラしてしまう

□ お腹《なか》が弱い。緊張《きんちょう》すると、お腹《なか》が鳴り、差《さ》しこんできて苦しい

□ 昼間、眠《ねむ》くて仕方ない

□ ときどき、息が吸《す》えなくて苦しくなって、このまま死んでしまうのではないかと不安《ふあん》になることがある

朝、起きられなくてつらい症状《しょうじょう》が出るのは……起立性調節障害《きりつせいちょうせつしょうがい》です

これは、かなり多くの人が悩《なや》んでいますね。

起立性調節障害《きりつせいちょうせつしょうがい》に見られる症状《しょうじょう》を、もっと細かく挙《あ》げてみましょう。

□ 朝、起きられない

□ めまいがする

□ 立ちくらみする

□ 頭がぼーっとして調子が悪い

□ 頭痛《ずつう》

□ 胃痛《いつう》、腹痛《ふくつう》
□ 顔色が青白い
□ 食欲《しょくよく》がわかない
□ 吐《は》き気がある
□ 身体《からだ》がだるい
□ すぐに息切れする
□ 乗り物に酔《よ》いやすい

こうした症状《しょうじょう》が複数《ふくすう》ある、なかにはすべてある、という人もいます。起立性調節障害《きりつせいちょうせつしょうがい》は、ストレスのところで説明《せつめい》した「自律神経《じりつしんけい》」の乱《みだ》れが主な原因《げんいん》と考えられ、症状《しょうじょう》も重なるものが多いのです。

●お腹《なか》が弱いのは……過敏性腸症候群《かびんせいちょうしょうこうぐん》です

緊張《きんちょう》するとお腹《なか》が痛《いた》くなるといった症状《しょうじょう》。これらは「過敏性腸症候群《かびんせいちょうしょうこうぐん》」と呼《よ》ばれているものです。

下痢《げり》になる人もいれば、便秘《べんぴ》の人もいます。病院に行くと、腸《ちょう》に炎症《えんしょう》や腫瘍《しゅよう》などがないかをチェックされ、とくに異常《いじょう》が見つからなかった場合、ストレスと関係《かんけい》するものとして過敏性腸症候群《かびんせいちょうしょうこうぐん》と診断《しんだん》されることが多いと思います。

これも起立性調節障害《きりつせいちょうせつしょうがい》と同じく、自律神経《じりつしんけい》の乱《みだ》れから生じやすい症状《しょうじょう》です。原因《げんいん》は、ストレスのところで解説《かいせつ》した「自律神経《じりつしんけい》—ホルモン—免疫《めんえき》」の連鎖関係《れんさかんけい》が崩《くず》れてしまっていることだと考えられます（↓P30）。

ストレスホルモンにより、脳《のう》と消化管《しょうかかん》との間に伝達異常《でんたついじょう》が起き、消化管《しょうかかん》が過敏《かびん》になりすぎて腹痛《ふくつう》、便意《べんい》を感じやすくさせてしまうのです。これが何度もくり返し発生したり、長くつづいたりすることで、「不安《ふあん》の回路」が増幅《ぞうふく》され、緊張《きんちょう》する状況《じょうきょう》になると始まってしまう、という流れです。

●昼間、眠《ねむ》くて仕方ないのは……睡眠障害《すいみんしょうがい》です

とにかく眠《ねむ》くて仕方ないという場合、まず考えられるのは、睡眠不足《すいみんぶそく》です。

思春期は8～10時間くらいの睡眠《すいみん》が望《のぞ》ましいのですが、何かと忙《いそが》しい君たちはそれ

だけの睡眠《すいみん》をとれているとは思えません。ですから、身体《からだ》が睡眠《すいみん》を欲《ほっ》しているのです。もうひとつ考えられるのは、過緊張《かきんちょう》の反動です。つねに神経《しんけい》を張《は》りつめているので、神経《しんけい》が休まらず、ものすごく疲《つか》れてしまう。昼間だけでなく、夜も緊張状態《きんちょうじょうたい》がつづいていて、なかなか寝《ね》つけないとか、途中《とちゅう》で目が覚《さ》めるとか、よく眠《ねむ》れない。こういった眠気《ねむけ》に関《かん》する症状《しょうじょう》を睡眠障害《すいみんしょうがい》といいます。

睡眠障害《すいみんしょうがい》もまた、自律神経《じりつしんけい》のバランスが崩《くず》れていると出やすい症状《しょうじょう》です。

なかには、昼間、起きているときに突然《とつぜん》、強烈《きょうれつ》な眠気《ねむけ》が襲《おそ》って、その場で寝《ね》てしまう「ナルコレプシー」という病気もあります。授業中《じゅぎょう》でも、友だちと話しているときでも、いきなり眠《ねむ》ってしまう。時間は数分~20分と短いのですが、これは睡眠障害《すいみんしょうがい》でもかなり深刻《しんこく》です。

●息が吸《す》えなくて苦しくなるのは……過換気症候群《かかんきしょうこうぐん》です

「過換気症候群《かかんきしょうこうぐん》」とか「過呼吸症候群《かこきゅうしょうこうぐん》」と呼《よ》ばれる症状《しょうじょう》です。子どもや大人でもなりますが、思春期のとくに女子に多く見られます。

強い緊張《きんちょう》や興奮《こうふん》、恐怖《きょうふ》があったときに発作的《ほっさてき》に起こります。疲《つか》れがたまって起きることもありますが、基本的《きほんてき》にはストレスが原因《げんいん》だと思われます。過呼吸《かこきゅう》で「息苦しくて、死んでしまうのではないか」という強い不安《ふあん》を感じたことがあると、また発作が起きることがとても怖《こわ》くなります。

すると、過呼吸《かこきゅう》の発作が起きるかもしれないと感じることも、ストレスになってしまうわけです。過敏性腸症候群《かびんせいちょうしょうこうぐん》と同じく、〝負の連鎖《れんさ》〟になりやすい症状《しょうじょう》です。

▼不《ふ》登校《とうこう》、ひきこもりのきっかけになりやすい

起立性調節障害《きりつせいちょうせつしょうがい》は、最近《さいきん》になってよく知られるようになった疾患《しっかん》です。以前《いぜん》から思春期にこうした症状《しょうじょう》が出る人はいましたが、それは〝なまけグセ〟のように思われがちでした。

それは、起立性調節障害《きりつせいちょうせつしょうがい》の特徴《とくちょう》として、「午前中はものすごく調子が悪いけれども、午後になると回復《かいふく》してくる」ことがあるからです。

朝、体調が悪くて学校を休むことになっても、午後には元気になります。それで、ゲームをしたり、好《す》きなテレビ番組を見てゲラゲラ笑《わら》ったりできるのです。

ところが、次の日の朝になると、また調子が悪くて起きられない。

そのため、家族から「仮病《けびょう》じゃないの?」「学校をサボりたいだけでしょ」なんて言われてしまいます。

本当に「具合がよくなったから、明日は行こう」と思っているのです。ところが、前の夜にはすっかりよくなっていたはずの体調が、朝になるとまた絶不調《ぜっふちょう》になって、「行こうと思っているのに行けない」という状態《じょうたい》になります。自分でも、どうしてなのかわからない。

学校に行くことを「かったるい」と感じるのはよくあることですが、「不登校《ふとうこう》になりたい」なんて思っている人はいません。だれも、なりたくて不登校《ふとうこう》になるわけではないのです。

行けなくなっていることにいちばん不安《ふあん》や焦《あせ》りを感じているのは、当の本人です。でも、行けないのです。

どうしたらいいかわからなくて困《こま》っているところに、さらに親がうるさいことをいろいろ言ってくる。

ムカッとしてやり合ってしまう。なにしろ思春期の脳《のう》は、ブレーキが利《き》きにくいですから、感情《かんじょう》が爆発《ばくはつ》しやすい。

家族関係《かんけい》が険悪《けんあく》になってしまいます。それだって、望《のぞ》んでいることではありません。自分の気持ちと裏腹《うらはら》な反応《はんのう》をする身体《からだ》にイライラし、不安《ふあん》が募《つの》っているのです。

かつては、病院に行っても、「検査《けんさ》では問題は見当たらない」「思春期の生理的変化《せいりてきへんか》のなかで起きることで、そのうちに治《なお》る」「精神的《せいしんてき》なもの」などと言われて、あまり真剣《しんけん》にとらえられていませんでした。「自律神経失調症《じりつしんけいしっちょうしょう》ですね」とか「心身症《しんしんしょう》の一種《いっしゅ》です」と言われていたのです。

ところが、不登校《ふとうこう》になる人が増加《ぞうか》している近年、起立性調節障害《きりつせいちょうせつしょうがい》に見られる症状《しょうじょう》の悪化が、不登校《ふとうこう》、さらにひきこもりへとつながりやすいということが知られるようになり、これは早期改善《かいぜん》をすべき「疾患《しっかん》」だ、と考えられるようになってきたのです。

学校を休みがちになる前に、シグナルが出ていることもあります。

たとえば、学校から帰ると疲《つか》れてしまってグッタリして、何をする気にもなれない。

ずっと寝転《ねころ》がってゴロゴロしている。

そうすると家族から、「勉強しなくていいの？」とか「そんなに疲《つか》れるなら部活やめたら？」とか「いつまでグダグダしているの」とか「たるんでいるせい」とか〝口《こう》撃《げき》〟される。これではストレスがいっそうたまります。

本来、エネルギーが旺盛《おうせい》なはずの10代が、疲《つか》れてグッタリ、何をする気にもなれないというのは、心身が相当ダメージを受けているのです。

そこで危機《きき》に気づいて、モードチェンジすることができれば、深刻化《しんこくか》する前に調整できます。自分にあらわれているシグナルに気づく、自分の身体《からだ》の声をちゃんと聞くことが大事です。

▼つらさを伝《つた》えられないのは「結《むす》びつかない」から

自分の身体《からだ》の声に気づけてはいるけれど、それが自分をラクにすることにつながっていない、そんな人も多いようです。

その理由は、ふたつあります。

ひとつは「身体《からだ》と心がつながっている」ものだという意識《いしき》がないこと。体調の問題は、身体《からだ》に起きているトラブルだとしか考えられない。心の悩《なや》みは、気持ちの問題だとしかとらえられない。体調不良《ふりょう》と心の悩《なや》みがつながって起きている――これを「心身相関《そうかん》」といいます――、密接《みっせつ》に関連《かんれん》していると思えないでしょう?

身体《からだ》と心が分断《ぶんだん》されているのです。

そして、つらくなって訴《うった》えるのは身体症状《しょうじょう》です。

「朝、起きられない。めまいがする」と言う。

「お腹《なか》が痛《いた》くてどうしようもない」と言う。

ウソをついているわけではなくて、それが心にのしかかっている緊張感《きんちょうかん》とつながっている事実を知らないのです。

今回知ったことで、身体《からだ》と心は連動《れんどう》しているという視点《してん》を新たにもつことができるようになったと思います。一歩前進ですよ。

もうひとつは、「うまく言葉で表現《ひょうげん》できない」ということ。

10代の脳《のう》は未成熟《みせいじゅく》です。自分の感情《かんじょう》、思考、あるいは状況《じょうきょう》を、大人のようにうまく言いあらわすという回路が完成《かんせい》していないのです。頭ではわかっていても、感情《かんじょう》、感《かん》覚《かく》と言葉が結《むす》びつかない。

ぼくらはそれを「言語化が弱い」と言っています。

思春期のモヤモヤ感のなかには、自分が感じていることを的確《てきかく》に表現《ひょうげん》できない、という感覚《かんかく》もあります。

身体《からだ》と心は分断《ぶんだん》しているし、感情《かんじょう》と言葉も分断《ぶんだん》している、だから言いたいことをうまく伝《つた》えられない。もどかしいはずです。

学校に行けなくなると、大人は「どうして行けないのか、そこにはっきりした理由があるはずだ」と考えて、「何かイヤなことがあるのか」と理由をいろいろ聞こうとします。

でも、答えられないんですよね。霧《きり》の奥《おく》に隠《かく》れたものが何なのか、自分でもよくわからないわけですから。はっきり言えるのは、めまいがしたり、頭痛《ずつう》がしたりする現《げん》実的《じってき》な症状《しょうじょう》だけ。

それ以上《いじょう》いろいろ言われると「ウザい」「死ね！」とか言ってしまう。君が悪いのではなく、思春期が悪いのです。

ただ、**感情《かんじょう》の言葉とか、身体感覚《からだかんかく》の言葉とか、意識《いしき》的に語彙《ごい》を増《ふ》やしていくようにすると、自分の感情《かんじょう》が少しずつ伝《つた》えやすくなっていくことに気づきます。**

思春期の脳《のう》は、吸収力《きゅうしゅうりょく》はバツグン。言葉が増《ふ》えていくことは、モヤモヤが少しずつ晴れていくことだと思って間違《まちが》いありません。

▼不《ふ》安《あん》でたまらない心の悲鳴

「不安《ふあん》の回路」の働《はたら》きが活発になって、何かが無性《むしょう》に気になってしまう人もたくさんいます。いくつか例《れい》を挙《あ》げてみましょう。

□ 人の視線《しせん》がすごく気になる

□ 自分が「くさい」のではないかと気になって仕方ない

□　人に言えない性《せい》の悩《なや》みがある

●人の視線《しせん》が気になるのは……視線恐怖《しせんきょうふ》です

「何、ジロジロ見てんだよ！」

君はこんな言葉を吐《は》いてしまったことはありませんか。

子ども時代というのは、自分の主観《しゅかん》の世界に生きています。ほかの人はあまり関係《かんけい》ない。というか「自己《じこ》」と「他者」という感覚《かんかく》がまだありません。

しかし10歳《さい》くらいから、徐々《じょじょ》に社会性《しゃかいせい》が芽生《めば》えてきます。

それによって「他人の目」というものを意識《いしき》する気持ちが生まれてきます。自分も人のことが気になるけれど、ほかの人が自分をどう見ているかということも気になるようになるわけです。

そんな変化《へんか》のなかで、人の視線《しせん》に強い不安《ふあん》を感じるようなことも出てきます。

「何、ジロジロ見てんだよ！」の心は、「そんなに見ないで。怖《こわ》いから」なのです。

風邪《かぜ》を引いているわけでもなく、花粉症《かふんしょう》の時期でなくても、マスクを外せない人もいます。マスクは顔を隠《かく》してくれるから、人の視線《しせん》から自分を守ってくれる防具《ぼうぐ》になっているのです。

日ざしがまぶしいわけではないのに、サングラスをかけたがる中高生もいます。それも人の視線《しせん》から自分を守ろうとしているためだと思います。

●自分のにおいが気になるのは……自己臭恐怖《じこしゅうきょうふ》です

自分のにおいを気にする人は、けっこう多いですね。しょっちゅう鼻をクンクンさせて「大丈夫《だいじょうぶ》かな」と確《たし》かめていたり、毎日、長風呂《ながぶろ》をする。意外と男子によくいます。

そうなるには、何かきっかけがあったはずです。たとえば、自室に入ってきた家族から、「この部屋、なんかくさい」と言われたことがあるとかね。

閉《し》めきって換気《かんき》をしていない部屋のことを言われたのに、自分がくさいと言われたように思って、それ以来《いらい》、自分のにおいが気になるようになったというのは、わりとある話です。

ちょっとしたことが気になってどうしようもなくなる、しかも自分によくないこととして思いこんでしまうのは、思春期の特徴《とくちょう》です。

同じような恐怖《きょうふ》の症状《しょうじょう》に「醜形恐怖《しゅうけいきょうふ》」「不完全恐怖《ふかんぜんきょうふ》」などもあります。

醜形恐怖《しゅうけいきょうふ》とは、自分の容姿《ようし》に強いコンプレックスをもち、そのために人から嫌《きら》われている、と思いこんでしまうもの。こういう人は、それこそマスクを手放せないですし、人に見られるのがイヤでひきこもってしまうこともあります。自傷《じしょう》にはしってしまう場合もあります。

不完全恐怖《ふかんぜんきょうふ》とは、言葉どおり、「完璧《かんぺき》にできていないんじゃないか」と気になって仕方ないという不安《ふあん》。明日持っていくものを全部そろえていないんじゃないか、何か忘《わす》れているんじゃないかと、何度も確認《かくにん》してしまうのです。

「摂食障害《せっしょくしょうがい》」の拒食《きょしょく》、過食《かしょく》も、不安《ふあん》から始まります。

「自分は太っている」という思いこみからダイエットを始める。食べると太るという強迫観念《きょうはくかんねん》で食べられなくなってしまう。あるいは、食べても吐《は》き出せば太らないと思って過食《かしょく》をしては吐《は》く。

神経性《しんけいせい》やせ症《しょう》になり、栄養失調《えいようしっちょう》で深刻《しんこく》なまでに体調を崩《くず》してしまうこともありますが、もとは全部思いこみの強さからきています。

これらはみんな、扁桃体《へんとうたい》が過剰反応《かじょうはんのう》しているためと考えるべきです。思春期の脳《のう》は抑制《よくせい》が利《き》かない。暴走《ぼうそう》して「不安《ふあん》の回路」が強くなっているのです。

人に言えない性《せい》の悩《なや》みは……異常《いじょう》ではありません。あって当たり前です

思春期世代の人たちと話していると、自分の身体《からだ》に起きている性的変化《せいてきへんか》を、うれしいものとして肯定的《こうていてき》に受けとめることができない人はけっこう多いように思います。女子だったら、たとえば胸《むね》がふくらんでくることが、恥《は》ずかしい、イヤでたまらないとか。

男子だと、声変《こえが》わりをしたことを周《まわ》りの人からいろいろ言われるのがとてもイヤで、無口《むくち》になっていくケースがよくあります。

逆《ぎゃく》に、周《まわ》りのみんなのように性徴《せいちょう》があらわれないことで悩《なや》む人もいます。

基本的《きほんてき》に、性的《せいてき》なことというのは、人にはあまり触《ふ》れられたくない部分です。へんにからかわれたりすると、ものすごく傷《きず》ついてしまいます。

だからこそ、人に話しにくく、ひとりでもんもんと悩《なや》んでしまうことが多くなります。

こんな自分のことを知られたら、きっと笑《わら》われたり軽蔑《けいべつ》されたりするに違《ちが》いないと思うと、なかなか人に相談したりできないのです。

中学生の男子が、思いつめた顔で「先生、へんなこと聞いていいですか？　ぼく、異常《いじょう》なんです……精液《せいえき》が白くないんです」と言ってきたことがあります。

「どういうこと？」と聞いてみると、オナニーをしたときに出てくるのは、透明《とうめい》な液《えき》だと言うのです。

さらに聞いていているうちに、彼《かれ》は射精《しゃせい》するところまで行っていなくて、その前に出るカウパー腺液《せんえき》を精液《せいえき》だと思いこんでいたことがわかりました。

男どうしの〝下ネタ〟話の輪《わ》に入れないタイプの子。性的《せいてき》なことを知らなすぎるのです。

▼自分が自分でなくなっていく？

心に大きなショックを受けたことが原因《げんいん》で、「思考」「感情《かんじょう》」「感覚《かんかく》」がバラバラになり、自分が自分でなくなってしまうような症状《しょうじょう》に悩《なや》まされる人もいます。

□ 人が大勢《おおぜい》いるところが苦手、人に見られている感じがする、人から何かされそうで怖《こわ》い、などの恐怖感《きょうふかん》が強い

□ ハッと気づくと、記憶《きおく》が途切《とぎ》れていることがある

□ 寝《ね》ているときに金しばりにあったり、幻覚《げんかく》が見える、幻聴《げんちょう》が聞こえることがある

感情《かんじょう》や感覚《かんかく》が自分から切り離《はな》されたような状態《じょうたい》になるのは……解離性障害《かいりせいしょうがい》です

「解離性障害《かいりせいしょうがい》」とは、子どものときにたいへんつらい体験《たいけん》をしたことが心の傷《きず》となっていて、脳《のう》と心と身体《からだ》とがひとつにまとまった自分ではない、と感じるような症状《しょうじょう》が出るものです。

たとえば、虐待《ぎゃくたい》されて育った、性的虐待《せいてきぎゃくたい》を受けた、激《はげ》しいいじめ、大切な人の死、つらい病気や障害《しょうがい》など、過酷《かこく》な刺激《しげき》を自分で受けとめきれないような場合、感覚《かんかく》をシャットダウンしてしまうメカニズムが働《はたら》くのです。これが「解離《かいり》」です。感覚《かんかく》を遮断《しゃだん》してしまわないと、自分自身を保《たも》てない、生きていくことができなくなるからで

す。

つまり、**解離《かいり》は脳《のう》がもっている防衛《ぼうえい》システムのひとつ。障害《しょうがい》でも病気でもなく、生《せい》存《ぞん》のための適応策《てきおうさく》です。**

しかし、一般的《いっぱんてき》に見ると症状《しょうじょう》がちょっとオカルトっぽく見えてしまうこともあって、解離《かいり》に悩《なや》んでいる人は自分に起きていることをなかなか口に出せません。もともとつらい思いをかかえているうえに、いま起きていることも人に理解《りかい》してもらいにくいという、非常《ひじょう》につらく心細い状況《じょうきょう》におかれます。

具体的《ぐたいてき》にどんなことが起きるのでしょうか。

たとえば、ある時期の記憶《きおく》が抜《ぬ》け落ちていたり、自分のしたことや当時の状況《じょうきょう》を覚《おぼ》えていなかったりします。これは**「解離性健忘《かいりせいけんぼう》」**といって、嫌《いや》な記憶《きおく》を失《うしな》うもの。

自分とは異《こと》なる記憶《きおく》や性格《せいかく》をもつ人格《じんかく》が表に出てくる**「解離性同一性障害《かいりせいどういつせいしょうがい》」**。これは、いわゆる多重人格《じんかく》です。その人格《じんかく》が出ているときの記憶《きおく》はありません。

あるいは、記憶《きおく》は失《うしな》われていないけれども、自分が自分でないような感覚《かんかく》、自分の身に起きていることとは感じられないような**「離人症《りじんしょう》」**などの症状《しょうじょう》があります。

解離性障害《かいりせいしょうがい》は、精神科医《せいしんかい》のもとで、なぜそうした症状《しょうじょう》が出るようになってしまったのか、その原因《げんいん》を解《と》きほぐすところから、治療《ちりょう》していく必要《ひつよう》があります。

しかし、簡単《かんたん》に人に話せないからこそ、心の奥底《おくそこ》に封印《ふういん》されて解離症状《かいりしょうじょう》を起こすようになっているわけです。家庭の問題とも深く関《かか》わっていることが多いため、精神科医《せいしんかい》に相談することがむずかしいことも多いのです。

以前《いぜん》は、未成年《みせいねん》の解離性障害《かいりせいしょうがい》は、性的虐待《せいてきぎゃくたい》や身体的虐待《しんたいてきぎゃくたい》といったトラウマ体験《たいけん》から生じるものがほとんどだと考えられていました。けれども、けっしてそればかりではないということが、近年わかってきました。

外からはそれほど問題なく見える家庭であっても、両親の不和《ふわ》や家族内の対立関係《かんけい》のために、板ばさみのような状態《じょうたい》がつづいてきたケース。子どもである自分が、家族のトラブルの犠牲《ぎせい》になってきたような場合に、解離《かいり》が出る人がたいへん増《ふ》えているのです。

たとえば、幼少時《ようしょうじ》から母親の不満《ふまん》やグチの聞き役となって母親を支《ささ》えてきた子どもたち、周《まわ》りの空気を読んで〝いい子〟を演《えん》じていることの多い子どもたちが、慢性的《まんせいてき》なストレスによって心と身体《からだ》のバランスをくずして、解離《かいり》を起こしてしまうのです。

こういう人たちは、自分が「安心していられる居場所《いばしょ》」がどこにもないと強く感じています。そして、自分のなかで「もう限界《げんかい》だ」という状況《じょうきょう》が訪《おとず》れると、脳《のう》が自己防《じこぼう》衛《えい》のためにのシャットダウンをしてしまい、自分でも不可解《ふかかい》な症状《しょうじょう》が出るようになるのです。

▼自分だけじゃないことを知ろう

とにかく、みんな何かに悩《なや》んでいますよ。困《こま》っていることなんかない、という人はいないんじゃないかな。

自分の性別《せいべつ》に違和感《いわかん》があるトランスジェンダー（心と身体《からだ》の性《せい》の不一致《ふいっち》）の悩《なや》みを相談されることもあります。

そういうときにぼくが言うのは、「いろいろなアンテナを張《は》って、とにかく情報《じょうほう》を得《え》なさい。いろいろなことを知りなさい」ということです。

ひとりで悩《なや》んでいると、「この世で自分だけがおかしい」という思いに取りつかれます。世の中には同じような人、同じような思いをかかえている人がいます。悩《なや》んでいるのはけっして「自分だけではないんだ」と知ることはすごく大事です。

「これはひとつの個性《こせい》なのだ」と胸《むね》を張《は》って言えるようになるには、自分には仲間《なかま》がいると思えること、それが大きな心の支《ささ》えになります。

いろいろ苦しい思いをするわけですが、思春期の敏感《びんかん》さは、ある種《しゅ》の過剰《かじょう》さだと考えるといいと思います。

過剰《かじょう》に反応《はんのう》するから、疲《つか》れてしまうのです。

そして、思春期のつらさは永遠《えいえん》につづくものではありません。もちろん、思春期を過《す》ぎても悩《なや》みつづけることはありますが、思春期のようなつらさはなくなっていきます。この章の初《はじ》めにもいいましたが、期間限定《げんてい》、終わりがあると考えることです。それはけっこう救《すく》いになるはずです。

3

5人に1人いる「超《ちょう》敏《びん》感《かん》気《き》質《しつ》（HSP）」を知っている？

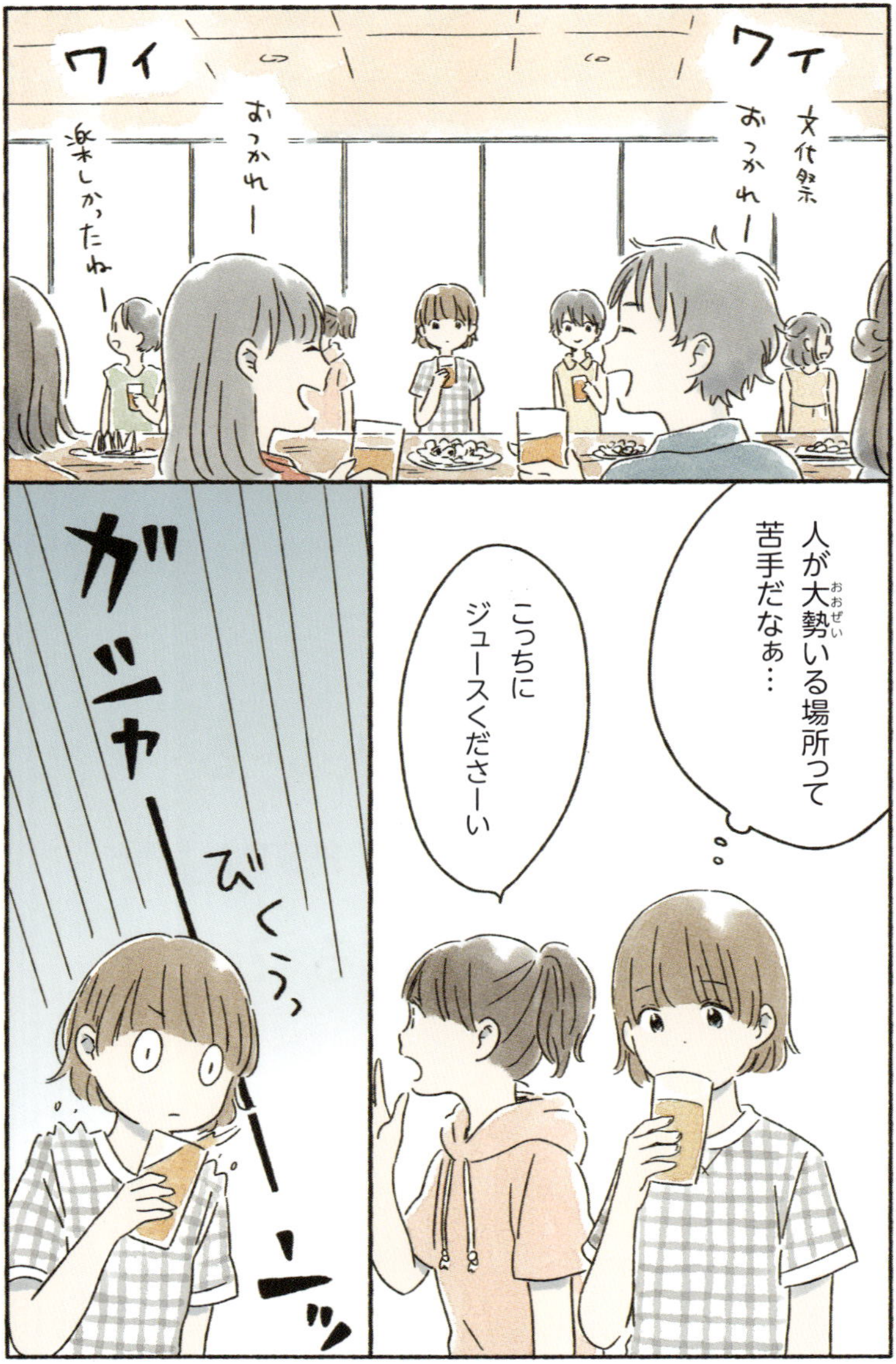
ワイ
文化祭
おつかれー
おつかれー
楽しかったねー
ワイ
人が大勢《おおぜい》いる場所って
苦手だなぁ…
こっちに
ジュースくださーい
ガシャーーッ
びくぅっ

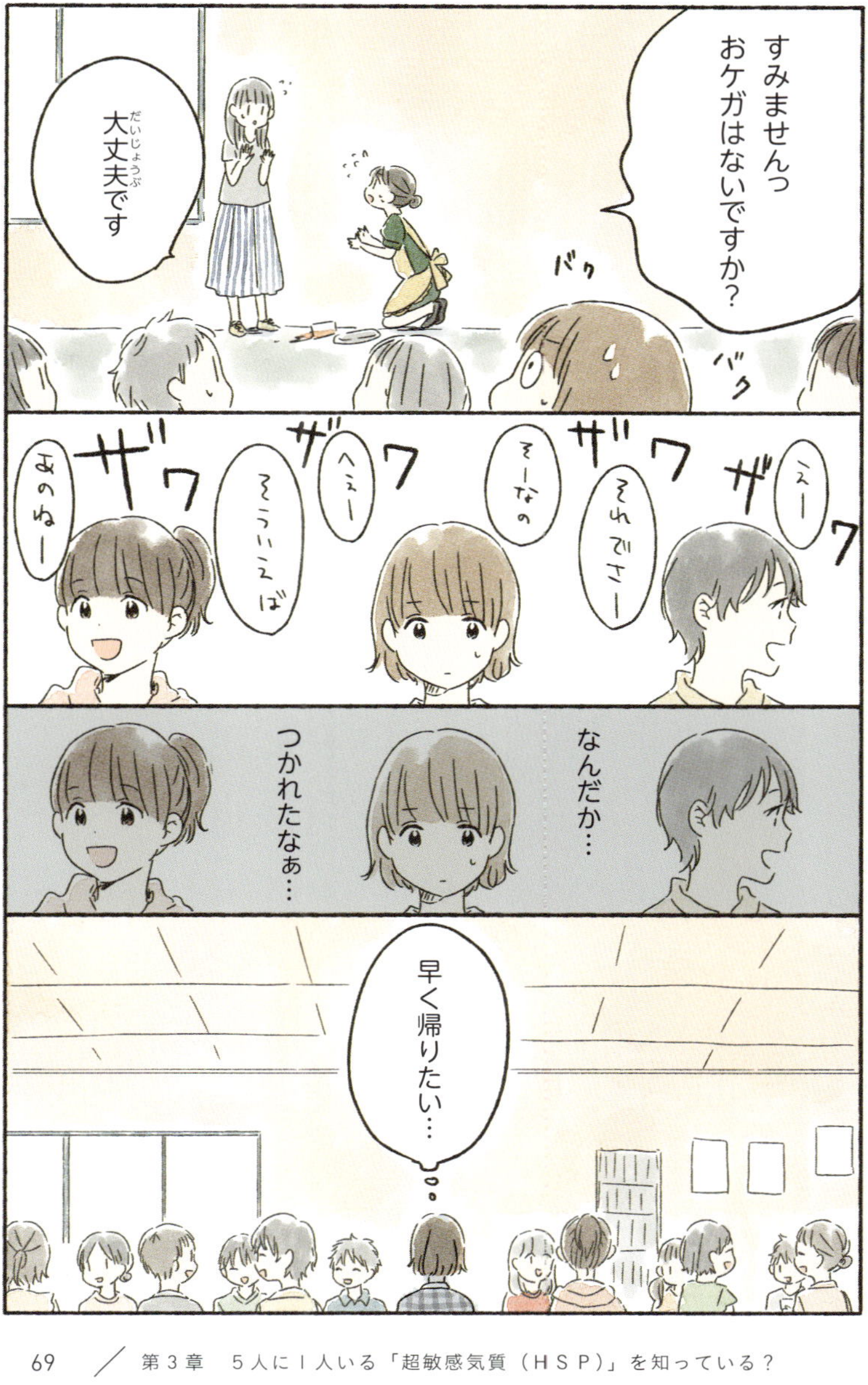
すみませんっ
おケガはないですか？
大丈夫《だいじょうぶ》です
バク
バク
ザワ
えー
それでさー
そーなの
ザワ
ヘぇー
ザワ
そういえば
あのねー
ザワ
なんだか…
つかれたなぁ…
早く帰りたい…

▼生まれつき「とても敏感《びんかん》」な気質《きしつ》

思春期が終わると、ホルモンや脳《のう》の働《はたら》きの影響《えいきょう》で自律神経《じりつしんけい》バランスが不安定《ふあんてい》になって引き起こされていた症状《しょうじょう》も、自然《しぜん》と収《おさ》まっていきます。人によってバラつきはありますが、だいたい20歳《さい》を過《す》ぎるころには落ちつきます。

ところが、思春期が終わってもなお、デリケートで傷《きず》つきやすい、不安《ふあん》が強い、ささいなことに心身が疲《つか》れてしまう状態《じょうたい》がつづく人たちがいます。

体質的《たいしつてき》に、刺激《しげき》に対する感受性《かんじゅせい》が人一倍敏感《びんかん》、生まれつき「とても敏感《びんかん》」な気質《きしつ》をもっている人です。

世の中には敏感《びんかん》な気質《きしつ》をもった人たちが一定数いることを調べあげて発表し、「Highly Sensitive Person（ハイリー・センシティブ・パーソン）」と呼《よ》びはじめたのは、アメリカの心理学者、エレイン・N・アーロン博士《はかせ》です。略《りゃく》して「ＨＳＰ」と呼《よ》ばれています。

アーロン博士《はかせ》が敏感《びんかん》さを研究しようとしたきっかけは、ご自身も敏感《びんかん》であることでいろいろなつらさを感じていたからでした。

さらに、アーロン博士《はかせ》は敏感気質《びんかんきしつ》をもつ子どもたちのことを「Highly Sensitive Child（ハイリー・センシティブ・チャイルド）」と名づけました。略《りゃく》して「ＨＳＣ」です。

この概念《がいねん》が日本にも入ってきて、ＨＳＰやＨＳＣという呼称《こしょう》が知られるようになりました。日本語では「敏感気質《びんかんきしつ》」「ひといちばい敏感《びんかん》」「超敏感《ちょうびんかん》」「敏感《びんかん》すぎ気質《きしつ》」などいろいろな呼《よ》ばれ方をしています。

どの社会にも15～20％、およそ5人に1人の比率《ひりつ》でこうした敏感気質《びんかんきしつ》の人がいるといわれています。人種《じんしゅ》に関係《かんけい》なく、どこの国にもいて、男性《だんせい》と女性《じょせい》の比率《ひりつ》もほぼ同じ。人間だけに限《かぎ》らず、動物にも一定の比率《ひりつ》でいると考えられています。

生物進化という視点《してん》からすると、厳《きび》しい自然界《しぜんかい》のなかで生き残《のこ》っていくためには、危険《きけん》をいちはやく察知《さっち》することが必要《ひつよう》です。ひときわ敏感《びんかん》な感覚《かんかく》をもった存在《そんざい》は、種《しゅ》の存続《そんぞく》にとってなくてはならないことだったのでしょう。

そう考えると、敏感《びんかん》さというものは、生存《せいぞん》のために重要《じゅうよう》な役割《やくわり》を担《にな》っていたといえそうです。

▼HSP、HSCの敏感《びんかん》さ4つの特性《とくせい》

HSP、HSCのもつ敏感《びんかん》さについて、提唱者《ていしょうしゃ》のアーロン博士《はかせ》は、次のような4つの性質《せいしつ》をすべてもっている、と言っています。

①深く、ていねいに考える

受けとった情報《じょうほう》を、自分のなかで深く処理《しょり》するという性質《せいしつ》があります。

深く理解《りかい》しているので、場をなごますような機知《きち》に富《と》んだ発言や、鋭《するど》い質問《しつもん》、的確《てきかく》な指摘《してき》などができます。

いろいろな可能性《かのうせい》に配慮《はいりょ》して慎重《しんちょう》に考えるため、行動に移《うつ》すまでにちょっと時間がかかる面があります。

②過剰《かじょう》に刺激《しげき》を受けやすい

普通《ふつう》の感覚《かんかく》の人にとっては何でもないようなことも、とても気になります。普通《ふつう》の人が「適度《てきど》な刺激《しげき》」と感じることを「かなりの刺激《しげき》」と感じる。普通《ふつう》の人が「かなりの刺激《しげき》」と感じる程度《ていど》だと、「耐《た》えがたい刺激《しげき》」と感じるのです。

それだけにとても疲《つか》れやすい。大きな音、強いにおい、大勢《おおぜい》の人がいる場所、突然《とつぜん》の予定変更《へんこう》などに弱く、サプライズも楽しむというより動揺《どうよう》してしまいます。

③感情《かんじょう》の反応《はんのう》が強く、とくに共感力《きょうかんりょく》が高い

人の気持ちを読みとって、相手が考えていることを予測《よそく》したり、人の感情《かんじょう》に強く共鳴《きょうめい》して、自分も悲しくなったり、つらくなったりします。

その共感性《きょうかんせい》の高さは、体内に響《ひび》きのいい大きな「音叉《おんさ》」をたくさんもっていて、それが一斉《いっせい》に共振《きょうしん》している感じとたとえることができます。

④ささいな刺激《しげき》を察知《さっち》する

ちょっとしたことへの反応力《はんのうりょく》が高く、ものごとによく気づきます。

小さな物音、かすかなにおい、わずかな味の違《ちが》いなど、普通《ふつう》の人が気づきにくい感《かん》覚《かく》を感じとることができます。痛《いた》みにも敏感《びんかん》です。

この４つの性質《せいしつ》のすべてにあてはまるようなら、君も敏感気質《びんかんきしつ》ＨＳＰだと考えられます。

▼子ども時代を振《ふ》り返ってみよう

ＨＳＰ、ＨＳＣは心理学の概念《がいねん》です。病気や障《しょう》がいではないので、どこかの機関《きかん》で調べてもらったらわかる、といったものではありません。

生まれもった資質《ししつ》で途中《とちゅう》から突然《とつぜん》なるわけではありませんから、子どものころのことを振《ふ》り返ってみることで、自己診断《じこしんだん》するという手もあります。幼《おさな》くて覚《おぼ》えていなかったら、家族に聞いてみましょう。

□　大きな音、激《はげ》しい光、強いにおいなどが苦手だった?

□よく泣《な》く赤ちゃんだったと言われる？

□痛《いた》がりだった？

□服の肌《はだ》ざわりやタグのチクチク感が気になって、いつも同じ服ばかり着たがっていなかった？

□砂遊《すなあそ》び、泥《どろ》んこ遊びがイヤで、あまりしなかった？

□にぎやかな場所が嫌《きら》いだった？

□「よくそこに気がついたね」と言われた？

□お母さんのきげんのよしあしなど、大人の表情《ひょうじょう》の変化《へんか》によく気づいた？

□人前で何かを発表するとき、緊張《きんちょう》してうまくできなかった？

□大きな声でガミガミ言う先生が苦手だった？

どうですか？

こういった特徴《とくちょう》をもった子どもだったら、君はやっぱり敏感気質《びんかんきしつ》なのです。

HSPの特徴《とくちょう》、悩《なや》み、生きづらさ

• 色や音やにおいなど、ちょっとした刺激《しげき》が気になる
• 夢《ゆめ》や空想がリアルで現実《げんじつ》と混同《こんどう》してしまう
• いつも相手に合わせて「いい子」でいようとしてしまう
• つい相手のことを考えすぎてイヤだと言えなくなる
• ひとりになる時間や空間があると助かる
• 集団《しゅうだん》の中で無口《むくち》になってひとりになる
• 監視《かんし》や評価《ひょうか》や時間制限《せいげん》などをされるのが苦手
• 周囲《しゅうい》の人の気分や感情《かんじょう》に左右されてしまう
• 感情《かんじょう》、言葉、行動を表に出せず抑《おさ》えてしまう
• とても神経《しんけい》が疲《つか》れやすく、一度にたくさんのことができない
• 相手のペースに合わせられない

HSPに出やすい身体症状《しょうじょう》や精神症《せいしんしょう》

- 過敏性腸症候群《かびんせいちょうしょうこうぐん》、多汗症《たかんしょう》、月経前症候群《げっけいまえしょうこうぐん》、慢性疲労症候群《まんせいひろうしょうこうぐん》などの中枢性過敏症候群《ちゅうすうせいかびんしょうこうぐん》

- 化学物質《ぶっしつ》や電磁波《でんじは》や人体エネルギーなどへの特殊《とくしゅ》な過敏症《かびんしょう》

- 不眠症《ふみんしょう》、過眠症《かみんしょう》、悪夢症《あくむしょう》、入眠時幻覚《にゅうみんじげんかく》、ナルコレプシーなどの睡眠障害《すいみんしょうがい》

- 緊張型頭痛《きんちょうがたずつう》、片頭痛《へんずつう》、繊維筋痛症《せんいきんつうしょう》などの慢性疼痛《まんせいとうつう》など

- パニック症《しょう》、社交不安症《ふあんしょう》、強迫症《きょうはくしょう》などの不安障害《ふあんしょうがい》

- 抑《よく》うつ不安症《ふあんしょう》、うつ病、気分変調症《へんちょうしょう》などの気分障害《しょうがい》

- 記憶《きおく》の空白、フラッシュバック、幻声《げんせい》、多重人格《たじゅうじんかく》（解離性同一性障害《かいりせいどういつせいしょうがい》）、離人感《りじんかん》、現実感消失《げんじつかんしょうしつ》などの症状《しょうじょう》をもつ解離性障害《かいりせいしょうがい》

- 自生、気づき亢進《こうしん》、被害念慮《ひがいねんりょ》、思考停止《ていし》、記憶障害《きおくしょうがい》などの症状《しょうじょう》をもつ統合失調症様状態《とうごうしっちょうしょうようじょうたい》など

▼HSPは遺伝《いでん》なの？

ＨＳＰは遺伝《いでん》なのかと聞かれることがあります。

遺伝的《いでんてき》なものはあると思います。無関係《むかんけい》でないことはたしかですが、それがはたして遺伝《いでん》であらわれているものなのか、育ち方、すなわち環境《かんきょう》によるものなのかはよくわかりません。

敏感《びんかん》さは個々《ここ》の感覚《かんかく》によるものですし、どの遺伝子《いでんし》と関係《かんけい》するといえるものでもないので、何からきているかを特定《とくてい》することがむずかしいのです。

また、これまで挙《あ》げてきた特徴《とくちょう》を見ると、ＨＳＰ、ＨＳＣは内向的《ないこうてき》なタイプ（慎重派《しんちょうは》）のように思いますが、外交的《がいこうてき》で刺激《しげき》を追い求《もと》めたがるタイプの人もいるのです。

真逆《まぎゃく》のように思えますが、実はちょっとした違《ちが》い。刺激《しげき》に対する好奇心《こうきしん》のほうがまさっていれば、どんどん強い刺激《しげき》を求《もと》めていきたくなります。でも、刺激《しげき》を強烈《きょうれつ》すぎると感じて脳《のう》が抑制《よくせい》をかければ、刺激《しげき》から自分を守りたくなります。

HSP全体のなかでは、内向的《ないこうてき》なタイプが7割《わり》、外交的《がいこうてき》なタイプが3割《わり》くらいといわれていますが、ぼくは両方の資質がまじっている人がけっこういると感じています。

子どもでは、外ではすごくおとなしいのに、家に帰ると活発になるパターンがよく見られます。いわゆる〝内弁慶《うちべんけい》〟タイプ。こういう子は、外では内向的《ないこうてき》、家では外交的《がいこうてき》な資質《ししつ》が出るのです。

大人の場合は逆《ぎゃく》で、外では外交的《がいこうてき》でとても活動的《かつどうてき》な姿《すがた》を見せ、ひとりになると内交的《ないこうてき》な面が強くなる人が多いようです。

▼敏感《びんかん》さが判明《はんめい》しにくいワケ

そもそも生まれつき敏感《びんかん》なのに、なぜ思春期を過《す》ぎたり、20歳《さい》前後になるまでそのことがよくわからないことが多いのでしょうか。その人が敏感《びんかん》であることにずっと変《か》わりはなかったはずです。

前のほうでも言いましたが、子どものときは感覚《かんかく》や感情《かんじょう》をくわしく説明《せつめい》することができません。自分と他人との違《ちが》いを比《くら》べるという発想もないので、自分の感じている感覚《かんかく》が人とは違《ちが》うようだということに気づきにくいのです。

自他の区別《くべつ》がつき、ほかの人との比較《ひかく》ができるようになるのは思春期になってから。そこで心身にあらわれる変調《へんちょう》が、成長期《せいちょうき》ならではのものなのか、その人固有《こゆう》のものなのか、これもなかなかわかりません。

大人になってから初《はじ》めてわかることが多いのは、そういうことなのです。

これは発達障《はったつしょう》がいでも同じです。

最近《さいきん》、「大人の発達障《はったつしょう》がい」がよく取り上げられます。でも、発達障《はったつしょう》がいの人は、子どものときからその性質《せいしつ》をかかえて生きてきています。途中《とちゅう》からぽっと出てくることはないのです。

大人になってから「あなたは発達障《はったつしょう》がいです」と初《はじ》めて診断《しんだん》されたという人は、それまで症状《しょうじょう》がなかったわけではなくて、そこで初《はじ》めて「普通《ふつう》とは違《ちが》うために生きづらさがある」ことを、他人に気づいてもらえたのです。自分も初《はじ》めて知ったわけですが。

障《しょう》がいがあることが認識《にんしき》されることには、よい面とよくない面とがあります。

よくない面は、それによって差別《さべつ》をされる可能性《かのうせい》があるところ。たとえば、働《はたら》こうとしたときに、障《しょう》がいがあることで「この人にはできないんじゃないか」と見なされてしまうようなことが起こりやすくなります。

一方のよい面は、「普通《ふつう》とは違《ちが》うことが、生きづらさになっている」とわかることで、その人自身の気持ちがラクになる点です。

「ほかの人ができていることが、どうして自分にはできないのか」と感じ、うまくできない自分がもどかしい。「自分はダメな人間だ」と自分を責《せ》めてしまう人もいます。しかし、**「自分がダメ人間だったわけではなく、脳《のう》の機能《きのう》の問題でそうなっていたのだ」とわかることで、つらさも和らぐのです。**

もうひとつ。後でもう少しくわしく説明《せつめい》しますが、発達障《はったつしょう》がいの人のなかにも敏感《びんかん》さがある人がいます。「感覚過敏《かんかくかびん》」と呼《よ》ばれています。

HSCの敏感《びんかん》さというのは、発達障《はったつしょう》がいの感覚過敏性《かんかくかびんせい》と重なるところがあるため、そこをどうとらえるかというむずかしさもあります。

敏感《びんかん》さというのは実に複雑《ふくざつ》なのです。

▼なぜ敏感《びんかん》さが生きづらさにつながるのか

さて、HSPという気質《きしつ》について理解《りかい》を深めてもらったところで、本題に入ります。「なぜ敏感《びんかん》さが生きづらさにつながるのか」という問題です。第2章で語った、脳《のう》の回路の話と関係《かんけい》します。

刺激《しげき》に対して過敏《かびん》に反応《はんのう》しつづけている状態《じょうたい》は、不安《ふあん》の回路、恐怖《きょうふ》の回路の働《はたら》きがとても活発になりやすいのです。

ようするに、警戒《けいかい》シグナルがずっと鳴らされつづけるようなものです。不安《ふあん》や恐怖《きょうふ》を強く感じ、行動を抑制《よくせい》しようとする回路が活発になります。「危《あぶ》なそうだからやめておこう」「怖《こわ》いから近づくな」という信号《しんごう》がずっと出ている状態《じょうたい》がつづくと、行動が抑制《よくせい》されるだけでなく、思考もネガティブになります。

つまり、**不安《ふあん》の回路が過剰《かじょう》に反応《はんのう》しつづけると、人はマイナス感情《かんじょう》に支配《しはい》されやすくなるのです。**

「どうせダメに決まっている」

「ほら、やっぱりうまくいかない」

「やるだけムダ」

負のループにはまりやすくなります。

「わたしなんかにはムリ」

「ぼくにはできっこない」

マイナス思考が強くなると、行動する前からあきらめてしまい、自信《じしん》を失《うしな》い、自己《じこ》評価《ひょうか》が低《ひく》くなります。そして、自分を責《せ》める気持ちが強くなります。

これが長い間、慢性的《まんせいてき》にくり返されていると、ストレスホルモンが過多《かた》の状態《じょうたい》になって交感神経《こうかんしんけい》と副交感神経《ふくこうかんしんけい》のバランスが乱《みだ》れ、自律神経《じりつしんけい》に影響《えいきょう》し、免疫《めんえき》にも異常《いじょう》をきたします。

20歳《さい》過《す》ぎても自律神経失調症《じりつしんけいしっちょうしょう》の症状《しょうじょう》が消えない、むしろ強くなっていくというような場合、思春期の敏感《びんかん》さ以外《いがい》のことが考えられるのです。

誤解《ごかい》しないでほしいのは、HSPの人はみんなそうなると言っているわけではないということです。普通《ふつう》の人だって、過剰《かじょう》なストレスにさらされた状態《じょうたい》が長くつづくと、そうなります。

ただ、もともと敏感《びんかん》な気質《きしつ》をもっている人は、感じやすく、周囲《しゅうい》の影響《えいきょう》を受けやすく、傷《きず》つきやすい。その分、ストレスもたまりやすい。だから、用心しないと、普通《ふつう》の人以上《いじょう》にストレス由来の疾患《しっかん》になりやすい、ということなのです。

▼もうひとつの敏感《びんかん》さ、発達障《はったつしょう》がいのこと

先ほど少し触《ふ》れた発達障《はったつしょう》がいの人の感覚過敏《かんかくかびん》とは何か。

発達障《はったつしょう》がいとは、発達《はったつ》の過程《かてい》で、脳《のう》の各部《かくぶ》をつないでいる回路がうまく機能《きのう》できないことで起きる症状《しょうじょう》です。現在《げんざい》は、神経発達症《しんけいはったつしょう》と呼《よ》ばれるようになってきています。

そのなかの、自閉《じへい》スペクトラム症《しょう》（ASD）、注意欠如《ちゅういけつじょ》・多動症《たどうしょう》（ADHD）、学習症《がくしゅうしょう》（LD）などの人には、HSPの敏感《びんかん》さとして説明《せつめい》してきたものと似《に》た特性《とくせい》がある人たちがいます。

聴覚《ちょうかく》・視覚《しかく》・触覚《しょっかく》・嗅覚《きゅうかく》・味覚《みかく》の五感に過敏性《かびんせい》があったり、前庭覚《ぜんていかく》（身体《からだ》の動き、バランス、スピードなどを感じる感覚《かんかく》）、固有受容覚《こゆうじゅようかく》（手足の動き、筋肉《きんにく》の伸《の》び縮《ちぢ》み、力の入れかげんなどの感覚《かんかく》）に過敏《かびん》、あるいは鈍麻《どんま》があったりすることがわかっています。

これらの症状《しょうじょう》としてあらわれている過敏《かびん》さと、ＨＳＰの敏感《びんかん》さというのは、区別《くべつ》することがたいへんむずかしいのです。

発達障《はったつしょう》がいの人すべてに感覚過敏《かんかくかびん》があるわけではなく、感覚過敏《かんかくかびん》がある人も、ない人もいます。なかには、鈍感《どんかん》で困《こま》る、感じなさすぎるケースもあります。

過敏《かびん》さの出る感覚《かんかく》、その出方、程度《ていど》も人によってそれぞれ違《ちが》います。

発達障《はったつしょう》がいの感覚過敏《かんかくかびん》があって、さらにＨＳＰである人もいますし、ＨＳＰだけど、発達障《はったつしょう》がいはない人もいます。

発達障《はったつしょう》がいにも、ＨＳＰにも、その性質《せいしつ》が「少しある」ぐらいの人から、「色濃《いろこ》くある」人までいろいろ。グラデーションになっているのです。

ですから、白か黒かというような二者択一《にしゃたくいつ》の分け方はできないのです。

ぼくは、発達障《はったつしょう》がいという特性《とくせい》をもつ山と、HSPという特性《とくせい》をもつ山とがある、というイメージをもっています。ふたつの山はつながっている部分もあるし、別々《べつべつ》の部分もある、そう考えています。

もっといえば、思春期特有《とくゆう》の敏感《びんかん》さとHSPの敏感《びんかん》さもつながっているといえるでしょう。

共通《きょうつう》しているのは、敏感《びんかん》さに困《こま》っているということ。それが生きづらさにつながっているわけです。

▼障《しょう》がいってなんだろう？

こうしたはっきりと区分できない状況《じょうきょう》は、あらためて「障《しょう》がい」について考え直すいい機会《きかい》になるのではないでしょうか。

わたしたちは「障《しょう》がい者」という言葉をなにげなく使いますが、何をもって障《しょう》がいといっているのでしょう。

たとえば、「視力障《しりょくしょう》がい者」といったときに、まったく見えない人、全盲《ぜんもう》の人だけを指すわけではありません。見えにくさにはいろいろあります。普通《ふつう》に社会で生活していくうえで支障《ししょう》がある見えにくさにも、いろいろなレベル、程度《ていど》があります。

極端《きょくたん》な話、アフリカのサバンナ地帯《ちたい》に暮《く》らす視力《しりょく》が6・0くらいあるのが当たり前の部族の人たちにとって、視力《しりょく》1・5程度《ていど》しか見えないなんて、障《しょう》がいがあるとしか思えないかもしれませんね。

生活に支障《ししょう》があるというのは、その社会の人たちが自分たちの感覚《かんかく》、自分たちのものさしで勝手に決めているものです。

発達障《はったつしょう》がいも、障《しょう》がい特性《とくせい》と呼《よ》ばれる要素《ようそ》がものすごく強い場合もあるし、それほどではない場合もあります。いろいろな症状《しょうじょう》をいくつもあわせもった人もいれば、そうでない人もいます。

あらゆる障《しょう》がいというものは、白か黒か、0か100かとはっきり分けられるものではありません。微妙《びみょう》な程度《ていど》の違《ちが》いがあるだけ。そして、それはグラデーションの状態《じょうたい》で「正常《せいじょう》」といわれている人たちとつながっているのだということ。

そういう視点《してん》をもつと、障《しょう》がいに対する考え方、人との違《ちが》いというものに対する考え方にも深みが出てくるのではないかと思います。

▼知ることが理解《りかい》を深め、理解《りかい》が心を救《すく》う

「神経質《しんけいしつ》なところがある」とか「繊細《せんさい》だ」とか、性格《せいかく》や個性《こせい》を語るうえで敏感《びんかん》さが取り上げられることは、昔からありました。でも、気質《きしつ》として体系的《たいけいてき》に研究されていなかった分野です。

ぼくは、児童精神科医《じどうせいしんかい》として発達障《はったつしょう》がい、発達性《はったつせい》トラウマ障《しょう》がい、愛着障《あいちゃくしょう》がいなどの症状《しょうじょう》に向き合っていたときにHSPについて知り、自分が日々《ひび》感じていたことが社会心理学の見地からひとつの「気質《きしつ》」としてうまくとらえられていたことにびっくりしました。

そして自分も「敏感《びんかん》さ」についてさまざまな視点《してん》から研究を重ねるようになりました。本を出したり、講演《こうえん》をするようになったりして、全国からいろいろな声が寄《よ》せられて、あらためて「敏感《びんかん》さに悩《なや》んでいる人たちがこんなにいたのか」と実感しました。

「HSPを知って、自分はまさにこれだったんだとわかりました。長い間、なんとなく人と違《ちが》う、生きづらいと感じていた理由がこういうことだと知ることができて、と

ても救《すく》いになりました」

「この気質《きしつ》のせいだとわかってから、自分が異常《いじょう》だったわけではない、もう自分を責《せ》めなくていいんだと思えるようになりました。そうしたらストレスも減《へ》って、体調もよくなってきました」

こんなふうに、解放感《かいほうかん》と安堵感《あんどかん》をもてるようになった人は大勢《おおぜい》います。

最近《さいきん》はいろいろな本やネット上にたくさんの情報《じょうほう》があったりするので、HSP、HSCのことも、さまざまな敏感《びんかん》さについても、だれもが手軽に知ることができます。とてもいいことだと思います。

子どものときからHSCであることがわかっていれば、親や先生もそういう気質《きしつ》に合った育て方を心がけることができます。

そうすれば、当人はとてもラクになります。ストレスが少なければ、マイナス思考へと〝ネガティブ街道《かいどう》〟を突《つ》き進んでいかなくてもよくなるでしょう。

知ることが理解《りかい》を深めます。理解《りかい》することが心を救《すく》うのです。

HSPチェックリスト

次の質問《しつもん》に、感じたまま答えてください。少しでも当てはまるのなら「はい」と答えてください。まったく当てはまらないか、あまり当てはまらない場合に「いいえ」と答えてください。

1	自分をとりまく環境《かんきょう》の微妙《びみょう》な変化《へんか》によく気づくほうだ	はい・いいえ
2	他人の気分に左右される	はい・いいえ
3	痛《いた》みにとても敏感《びんかん》である	はい・いいえ
4	忙《いそが》しい日々《ひび》が続《つづ》くと、ベッドや暗い部屋などプライバシーが得《え》られ、刺激《しげき》から逃《のが》れられる場所にひきこもりたくなる	はい・いいえ
5	カフェインに敏感《びんかん》に反応《はんのう》する	はい・いいえ
6	明るい光や強い匂《にお》い、ざらざらした布地《ぬのじ》、サイレンの音などに圧倒《あっとう》されやすい	はい・いいえ
7	豊《ゆた》かな想像力《そうぞうりょく》を持ち、空想に耽《ふけ》りやすい	はい・いいえ

8	騒音《そうおん》に悩《なや》まされやすい	はい・いいえ
9	美術《びじゅつ》や音楽に深く心動かされる	はい・いいえ
10	とても良心的《りょうしんてき》である	はい・いいえ
11	すぐにびっくりする（仰天《ぎょうてん》する）	はい・いいえ
12	短期間にたくさんのことをしなければならない時、混乱《こんらん》してしまう	はい・いいえ
13	人が何かで不快《ふかい》な思いをしている時、どうすれば快適《かいてき》になるかすぐに気づく（たとえば電灯《でんとう》の明るさを調節《ちょうせつ》したり、席《せき》を替《か》えるなど）	はい・いいえ
14	一度にたくさんのことを頼《たの》まれるのがイヤだ	はい・いいえ
15	ミスをしたり、物を忘《わす》れたりしないようにいつも気をつける	はい・いいえ
16	暴力的《ぼうりょくてき》な映画《えいが》やテレビ番組は見ないようにしている	はい・いいえ
17	あまりにもたくさんのことが自分のまわりで起こっていると、不快《ふかい》になり神経《しんけい》が高ぶる	はい・いいえ

18	19	20	21	22	23
空腹《くうふく》になると、集中できないとか気分が悪くなるといった強い反応《はんのう》が起こる	生活に変化《へんか》があると混乱《こんらん》する	デリケートな香《かお》りや味、音、音楽などを好《この》む	動揺《どうよう》するような状況《じょうきょう》を避《さ》けることを、普段《ふだん》の生活で最優先《さいゆうせん》している	仕事をする時、競争《きょうそう》させられたり、観察《かんさつ》されていると、緊張《きんちょう》し、いつもの実力を発揮《はっき》できなくなる	子供《こども》のころ、親や教師《きょうし》は自分のことを「敏感《びんかん》だ」とか「内気だ」と思っていた
はい・いいえ	はい・いいえ	はい・いいえ	はい・いいえ	はい・いいえ	はい・いいえ

得点評価

以上《いじょう》の質問《しつもん》のうち12個以上《こいじょう》に「はい」と答えた君はおそらくＨＳＰでしょう。ただ、たとえば「はい」が１つしかなくても、それが非常《ひじょう》に強い傾向《けいこう》にあれば、ＨＳＰである可能性《かのうせい》があります。

（『ささいなことにもすぐに「動揺」してしまうあなたへ。』エレイン・N・アーロン著　冨田香里訳　ＳＢ文庫）

4

人間関係《かんけい》で傷《きず》つきやすい君に

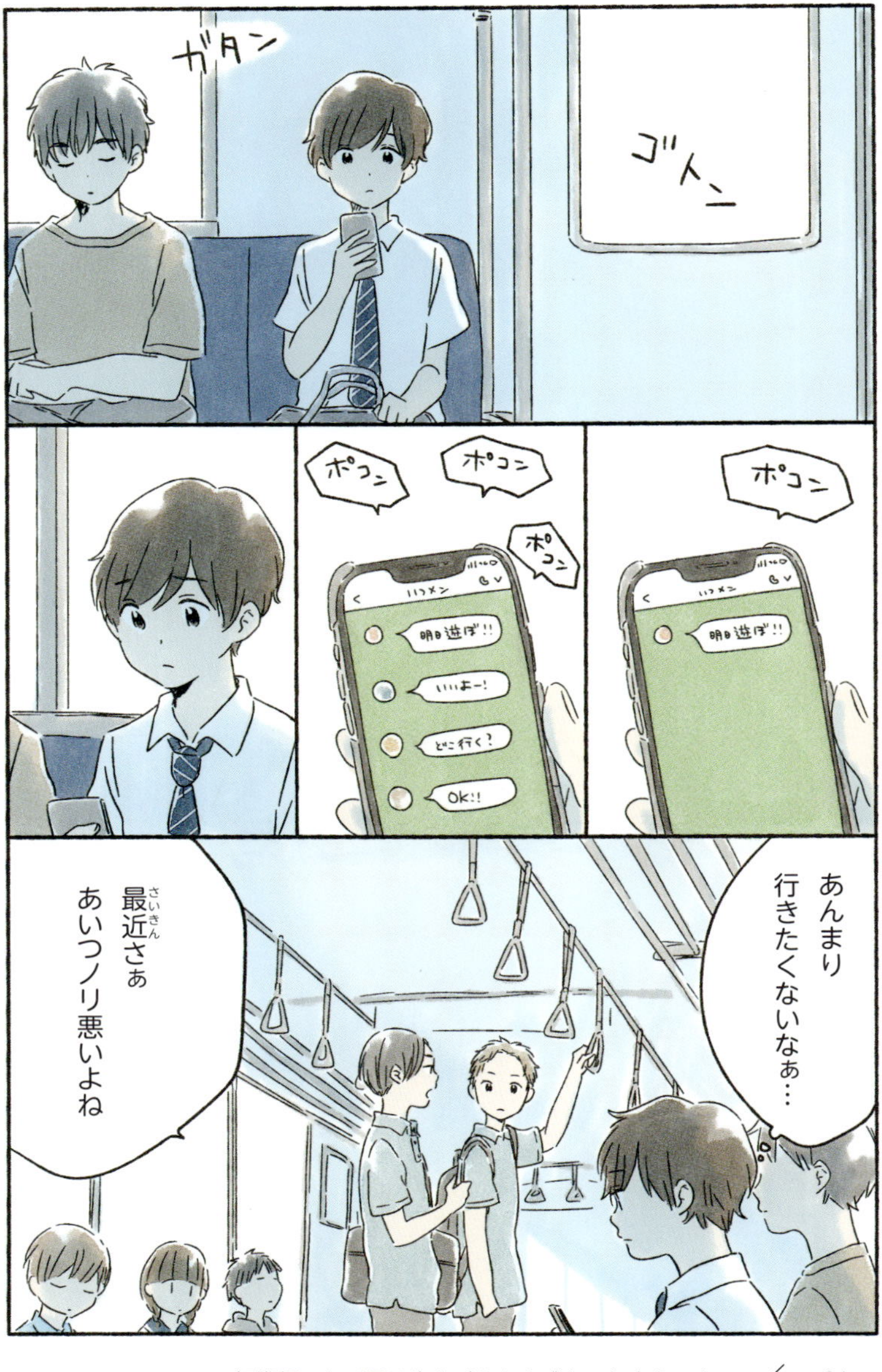
ガタン
ゴトン
ポコン
いつメン
明日遊ぼ!!
ポコン
ポコン
ポコン
いつメン
明日遊ぼ!!
いいよー!
どこ行く?
OK!!
あんまり行きたくないなぁ…
最近《さいきん》さぁ あいつノリ悪いよね

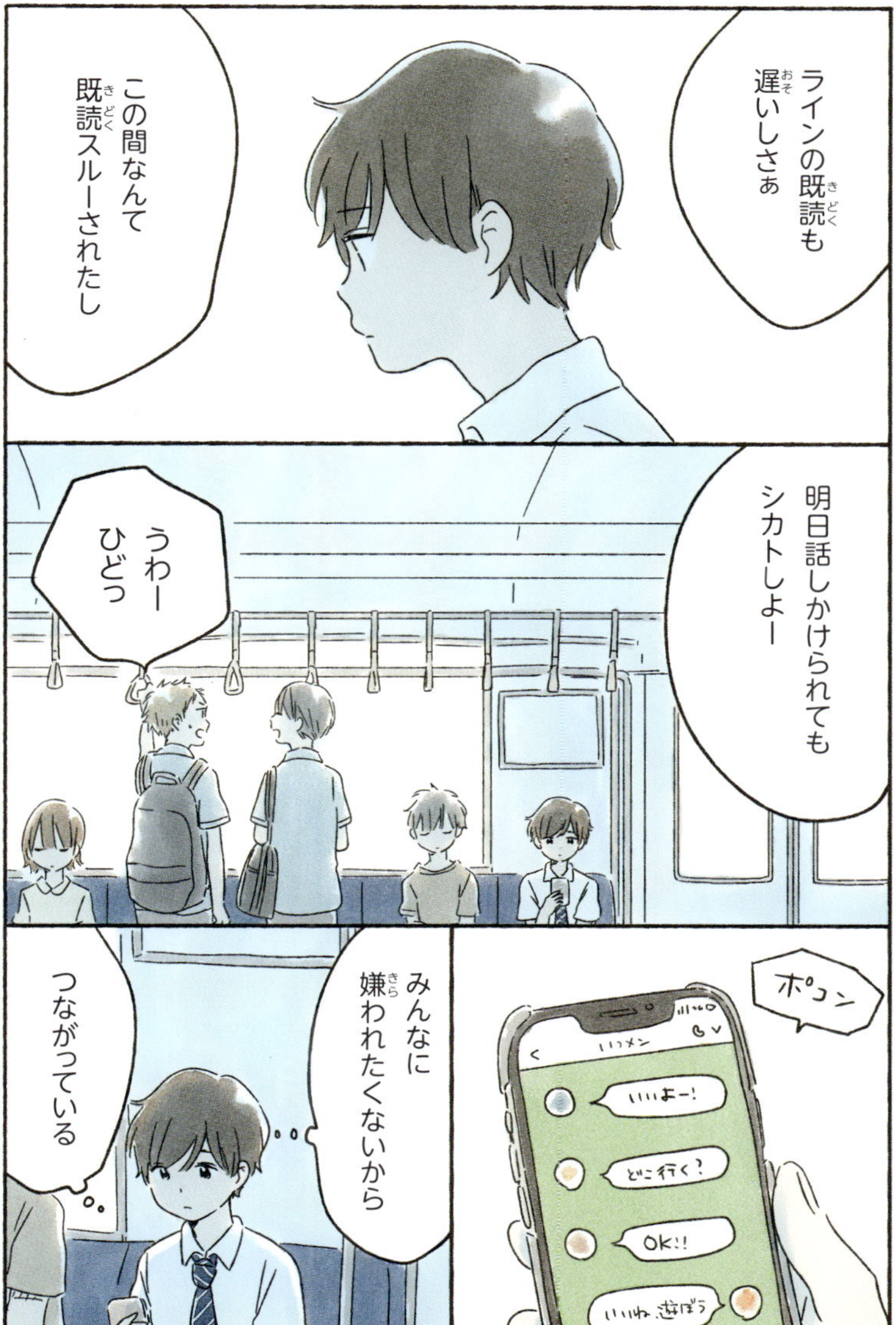
ラインの既読《きどく》も遅《おそ》いしさぁ
この間なんて既読《きどく》スルーされたし
明日話しかけられてもシカトしよー
うわーひどっ
ポコン
いつメン
いいよー!
どこ行く?
OK!!
いいね、遊ぼう
みんなに嫌《きら》われたくないから
つながっている

▼「嫌《きら》われたくない」が自分を苦しめる

「いまの若《わか》い世代は大変《たいへん》だなあ」と思うのは、SNSで友だちとの関係《かんけい》がつながりっぱなしになっていることです。つねにスマホを手元に置《お》いて、LINEやツイッターで友だちの動向を気にしている。神経《しんけい》が休まるヒマがなくて、疲《つか》れるだろうな、と思います。

いつでもどこでも手軽につながれる状況《じょうきょう》は便利《べんり》ですし、楽しいこともいろいろあるでしょうが、「即《そく》レスがない」とか「既読《きどく》スルーだ」とか言われて、仲間《なかま》はずれにされたり、いじめに発展《はってん》したりすることも少なくありません。

いじめの対象《たいしょう》になってしまったら、学校にいるときだけではなくて、夜だろうが、日曜だろうが、攻撃《こうげき》がつづく。ひどい悪口やデマをばらまかれたりすることもあり、心がズタボロになってしまう人もいます。

□　みんなと同じようにしていれば、とりあえず安心

□　だれかの反感を買うと困《こま》るので、言いたいことがあってもガマンしている
□　もし、ネットワークから突然仲間《とつぜんなかま》はずれにされ、友だちを失《うしな》うことになったら、自分はおしまいだ。だから、イヤなことがあってもやめようとは思わない

嫌《きら》われたくないから、仲間《なかま》はずれにされるのが怖《こわ》いから、ムリしてでもつながりをもちつづけている、みんなと同じになろうとしている――。

君もそんなひとりではありませんか？

でも、それは本当に「自分を守る」ことになっているのでしょうか。

自分で自分を守るとはどういうことなのでしょう。

人から「嫌《きら》われたくない」という気持ちが強すぎるあまり、自分自身を苦しめ、傷《きず》つけ、心身に病をかかえてしまうこともよくあるのです。

この章では、そんな心のメカニズムについて、自分を守るとはどういうことなのかについて、解説《かいせつ》していきます。

▼10代は友だち関係《かんけい》に過敏《かびん》になる時期

10代の君たちにとって、友だちとの関係《かんけい》（とくに同年代の同性《どうせい》の友だちの存在《そんざい》）が何より大事だというのは、成長《せいちょう》のプロセスからして自然《しぜん》ななりゆきです。

子ども時代には、いちばん信頼《しんらい》できて大事な存在《そんざい》は親ですが、10歳《さい》ごろから「自我《じが》」が芽生《めば》えはじめると、心の自立が始まります。

「自分は自分だ」という意識《いしき》のうえでの親離《おやばな》れが始まります。

そして、同年代の共感《きょうかん》し合える相手に親近感をいだいて接近《せっきん》していきます。

毎日顔を合わせ、親には理解《りかい》してもらえないことも話せる、わかってもらえる。いろいろ共感《きょうかん》でき、刺激《しげき》を受け、一緒《いっしょ》に泣《な》いたり笑《わら》ったりして多くの時間を過《す》ごすわけですから、友だちが大事な存在《そんざい》になるのは自然《しぜん》なことです。

ただ、純粋《じゅんすい》に仲《なか》がいいだけでもいられません。

この時期は、「自分とは何か」「他者とは何か」ということを考え、「ほかの人の目」

を意識《いしき》するようになり、「自分は人からどう見られているのか」ということに非常《ひじょう》に敏感《びんかん》になります。

自分と他者を比《くら》べる気持ちも芽生《めば》えます。

「あの子はかわいい。それに比《くら》べてわたしは……。あの子の家はお金持ち、それに比《くら》べてうちは……」

「英語《えいご》も数学も、あいつよりおれのほうができる」

劣等感《れっとうかん》をもったり、優越感《ゆうえつかん》をもったり、うらやましさ、ねたましさ、いろいろな感情《かんじょう》をいだきます。

思春期はホルモンの影響《えいきょう》で気分がコロコロ変《か》わりますし、脳《のう》に抑制《よくせい》する力がまだ備《そな》わっていないので、その感情《かんじょう》が暴走《ぼうそう》してしまったりもします。

同年代同士《どうし》の友だち関係《かんけい》は、安定した友情《ゆうじょう》とは言いがたく、何かとトラブルが発生しやすいのです。

とくに、ネットでつながっているときは、会って面と向かっているときよりも、短絡的《たんらくてき》な言葉の暴力《ぼうりょく》で、人を傷《きず》つけやすくなるものです。

▼自分とはどこにある？

問題は、そんな山あり谷ありの波乱《はらん》がある関係性《かんけいせい》のなかで、つねに友だち関係《かんけい》を「つなげておく」ことに心を支配《しはい》された生活をつづけていると、「友だちに認《みと》められていることに、自分という存在《そんざい》の価値《かち》がある」という発想になってしまいやすいんですね。

「友だちがたくさんいて、頻繁《ひんぱん》にやりとりできている自分」が自分らしいのだという思いにとらわれてしまうのです。

ようするに、他人に認《みと》められていないと、自分が自分であるように感じられなくなる。それで、「友だち関係《かんけい》がすべて」「もし友だちから嫌《きら》われたら、自分はもうおしまいだ」という気持ちになってしまいやすい。

友だちに認《みと》めてもらえているときは楽しく充実《じゅうじつ》しているけれど、逆《ぎゃく》に友だちから認《みと》められなくなることに対して、強い不安《ふあん》を感じるようになります。自分という人間の存在価値《そんざいかち》が危《あや》うくなるような気になってしまうから。

嫌《きら》われるのが怖《こわ》い。人から好《す》かれる自分でいたい。

仲間《なかま》はずれにされ、見捨《みす》てられるのが怖《こわ》い。

それで、言いたいことがあっても、言わずにガマンするようになる。

みんなと同じように同じことをしていれば、「とりあえず安心だ」と思う。

本心を出さず、嫌《きら》われないように「合わせよう」として、自分にムリをさせる。

こうなってくると、楽しくて大事なはずの友だちとの関係《かんけい》が、いつのまにかしんどいものになってしまいます。


何かヘンですよね。どこからヘンになっていくのかわかりますか?

自分という存在《そんざい》の価値《かち》を、友だちとのつながりに見出《みいだ》そうとしてしまうことです。


自分とは、外側《そとがわ》にあるものではなくて、自分の内側《うちがわ》にあるものです。

いい友情関係《ゆうじょうかんけい》も、自分の内側《うちがわ》を大事にすることで育っていくのです。

▼「自我《じが》」と「心の境界線《きょうかいせん》」

「自我《じが》」という言葉、聞いたことがあるでしょう。

ひとことでいえば、「自分とはどうあるべきか」ということに対する、自分自身の考えのことです。

「自分はこれが好《す》き」「これも好《す》き」「これは嫌《きら》い」「これが得意《とくい》」「これだったら、ずっとやっていられる」「これはちょっと苦手」「これは許《ゆる》せる。でも、これはちょっとダメ」……そういう小さなことの積《つ》み重ねで、自分とはどういう人間なのかという外枠《そとわく》のようなものが少しずつでき上がっていくわけです。

その枠内《わくない》、自分が心おだやかでいられる領域内《りょういきない》にいれば、ストレスを感じることはあまりありません。

人は成長段階《せいちょうだんかい》に、そうやって自然《しぜん》に自分の外枠《そとわく》を築《きず》いていくものなのです。その枠《わく》が、自分を外のいろいろなものから守ってくれる心のバリアになる。他者に傷《きず》つけられないゾーンが自分のなかにできていく。

これが「心の境界線《きょうかいせん》」が築《きず》かれていくということです。

自我《じが》というと、「自分自身を主張《しゅちょう》する意識《いしき》」のようなイメージをもつ人もいるかもしれません。たしかにそういう意味もありますが、それ以前《いぜん》に「他者とは区分された自分自身」という意味があります。

心の境界線《きょうかいせん》がはっきりできている人は、「他者とは区分された自分自身」が明確《めいかく》になります。だから「自分自身を主張《しゅちょう》する意識《いしき》」もしっかりともてるのです。

自我《じが》が強すぎると、周囲《しゅうい》を無視《むし》して自分の意思ばかりを通そうとしてしまいます。わがままで自分勝手な方向に行ってしまう。それは自我《じが》の塩梅《あんばい》がいい具合ではなくて、「肥大《ひだい》」してしまっているのです。

では、自我《じが》が弱すぎたら？

自我《じが》が形成《けいせい》されていないと、自分自身の軸《じく》がふらふらしてしまいます。

心の境界線《きょうかいせん》があいまいになります。

自分の中に「他者とは区分された自分自身」がないため、自分の外側《そとがわ》に自分を認《みと》めてくれる存在《そんざい》をもちたいと考えます。

あっ！　と思いませんか？

自分の外側《そとがわ》に自分を認《みと》めてくれる存在《そんざい》をもちたい人は、自我《じが》がうまくできていないのです。

▼「自分がない」人

心のトラブルをかかえてクリニックに来る思春期の人たちに、ぼくは聞きます。

「自分ってなんだと思う？」と。

「いやあ、たくさんあります。だから簡単《かんたん》には答えられないです」という答えが多い。

「では、自分のいいところを挙《あ》げてみて」と言うと、言葉に詰《つ》まります。悪いところはたくさん言えるのですが、いいところが言えない。

こういう人は、自我《じが》がうまく形成《けいせい》されていません。だから、自分の心の境界線《きょうかいせん》もよくわからないのです。

なぜそうなってしまっているのか。

生育環境《かんきょう》で、自我《じが》をうまく育てることができなかったのです。

原因《げんいん》としては3つのことが想定されます。

一番目は、過保護《かほご》、過干渉《かかんしょう》で育ったケース。

二番目は、幼《おさな》いときに心に深い傷《きず》を負うようなトラウマ体験《たいけん》（虐待《ぎゃくたい》、ネグレクトなど）をしていて、それを引きずっているケース。

三番目は、もともと気質的《きしつてき》に敏感《びんかん》で人の気持ちを読みとりやすいというケース。

どうしてそうなってしまいやすいのか説明《せつめい》します。

●過保護《かほご》、過干渉《かかんしょう》の場合

幼児期《ようじき》に何かをやろうとする前に「○○ちゃん、これをやりなさい」「あれをやりなさい」「あなたにはこれが合うと思うよ」と、親が先回りして道をつけすぎてしまうと、それが自分自身のやりたいことなのか、親から言われるからやっているのかがわかりません。

成長《せいちょう》の過程《かてい》で反抗期《はんこうき》を迎《むか》えて、「自分はそうしたいんじゃない」と言えるようになる子はいいのです。それが言えないまま育っていくこともあります。最近《さいきん》、反抗期《はんこうき》のない人がけっこう増《ふ》えているのです。

「親が言うことが正しいんだろうな」と流されてしまいやすい人は、親の意向が自分自身の望《のぞ》んでいるものなのかどうか、判断《はんだん》ができなくなっています。それが本当の自《じ》我《が》なのか、つくられた自我《じが》なのかの区別《くべつ》がつかないのです。

●心にトラウマがある場合

幼《おさな》い子どもにとって、親は自分にとって生命線です。見捨《みす》てられたら生きていけません。深く心が傷《きず》つけられる経験《けいけん》をしていると、大事な人に対して、「自分がいうことをきかないと、見捨《みす》てられるのではないか」という強い不安《ふあん》を感じます。つらくても、自分が相手の言いなりになっていれば、見捨《みす》てられないで済《す》むのではないかという気持ちが奥底《おくそこ》にあるわけですね。

5歳《さい》ころのことでも、ずっと心に残《のこ》りつづけて、その人の生き方に影響《えいきょう》すると考えられています。

友だちからいじめられてもその集団《しゅうだん》から離《はな》れることができないとか、好《す》きな人から暴力《ぼうりょく》をふるわれるなどのひどいことをされても別《わか》れることができないという人は、トラウマ的《てき》なものの影響《えいきょう》が心にかげを落としていることがほとんどです。

●**敏感《びんかん》で人の気持ちを読みとりやすい場合**

人の感情《かんじょう》に敏感《びんかん》なタイプの人がいます。第3章でお話ししたHSPの人に多いです（→P70）。相手が何を望《のぞ》んでいるか、察《さっ》してしまいます。

「お母さんは、わたしがこうしたらうれしいんだろうな」というのがわかるので、自分自身の気持ちとは違《ちが》っていても、お母さんに喜《よろこ》んでもらうことのほうを選択《せんたく》する。

友だちに対してもそう。

自分自身の感情《かんじょう》は押《お》しこめて、相手に合わせようとするのが心の習慣《しゅうかん》になっているのです。

過保護《かほご》や過干渉《かかんしょう》、トラウマ体験《たいけん》、気質的《きしつてき》な敏感《びんかん》さ。これらのどれか、あるいはどれかとどれかが重なっていることで、自我《じが》がうまく発揮《はっき》されてこなかった。自分の感情《かんじょう》を引っ込《こ》めつづけて、本当の自分を見失《みうしな》ってしまった。それで「自分というものがなくなってしまう」のです。

そういうことをくり返してきているなかで、抑《おさ》えてきた感情《かんじょう》がどんどんふくらんでしまい、気づかないうちに大きなストレスになって、心身がこらえきれなくなる。

うつ病になったり、パニック症《しょう》を起こしてしまったり、心身にストレス症状《しょうじょう》が出てしまう人には、こういった「自分がない」人がかなりいます。

「自分がない」とは、危険《きけん》なことなのです。

▼〝いい子キャラ〟〝お人よしキャラ〟が危《あぶ》ない

最近《さいきん》は、人から「嫌《きら》われたくない」という気持ちが強くて、自我《じが》が出せなくなっている人がたいへん増《ふ》えています。つまり、「自分がない」人、その予備軍《よびぐん》の人が増《ふ》えているということです。

君はこんなことを思っていませんか？　こんな特徴《とくちょう》が複数《ふくすう》あるという人はちょっと危険《きけん》です。

□　本当の自分が出せないので〝キャラ〟を作って仮面《かめん》の自分を演《えん》じてしまう

□　人の頼《たの》みを断《ことわ》れない
□　親に逆《さか》らえない
□　自己主張《じこしゅちょう》するより、相手の気持ちに合わせるほうがうまくいくと思う

〝キャラ〟を作って仮面《かめん》の自分を演《えん》じるとは、ウソの自分の姿《すがた》を見せて人をだまそうとしているわけではないのです。なんとなく、自分にはそういうものが求《もと》められているのだろうな、と考える。空気を読みすぎるようなところがあって、根がまじめなタイプの人に多く見られます。

ぼくが見ている感じでは、学校や家庭で〝いい子〟と言われてきている人や、周《まわ》りから〝お人よし〟と言われるような人が、気づかないうちに、いろいろなストレスをため込《こ》んでしまうケースが多いようです。

勉強もでき、人間関係《かんけい》でもとくに問題がなくて、みんなから信頼《しんらい》されているしっかり者の人が、突然《とつぜん》、具合が悪くなって学校に行けなくなるとか。

周《まわ》りから「どうしてあの子が不登校《ふとうこう》になるの？」とびっくりされますが、本人はそれまで長い間ずっと「自分は〝いい子〟でありつづけなくてはいけない」という想い

をかかえていた。作られた自我《じが》と、本当の自分との間で、もう自分が保《たも》てなくなってしまうのです。

本来、自我《じが》があることで、自分というものが保持《ほじ》できるはずなのです。そして自分で築《きず》いた心の境界線《きょうかいせん》の領域内《りょういきない》にいれば、守られている。ものすごいストレスは感じなくていい。しかし、外側《そとがわ》の求《もと》める自分に自分を合わせようとムリをする。これはどういうことか。

「本当はこれ、自分は好《す》きではないんだけれど、好《す》きと言ったほうが相手に喜《よろこ》んでもらえるから、好《す》きなことにする」

「本当はあまりやりたくないけれど、断《ことわ》ったら悪いからやる。ここでわたしがやることを周《まわ》りが望《のぞ》んでいるだろうから……」

こんな感情《かんじょう》が積《つ》み重なっていくわけです。

となると、心の境界線《きょうかいせん》がなくなってしまう。バリアは突《つ》き破《やぶ》られてボロボロ。自我《じが》が自分を守るはずのバリアとして機能《きのう》しなくなってしまうのです。

▼自分のものさしをもとう

人間関係《かんけい》のしんどさは「心の境界線《きょうかいせん》」意識《いしき》で変《か》わります。

だから、「自分がない」人は、そもそも「自分ってなんだ」「自分はどこにあるんだ」ということに一度立ち戻《もど》ってみる必要《ひつよう》があるのです。

「これ、本当に好《す》きか?」「これ、本当にやりたいことか?」って。

「何が自分らしさなのか、いまの自分というものを疑《うたが》ってみたほうがいい」とぼくはよく言っています。

そのときの考え方の基準《きじゅん》は、ほかの人ではありません。自分の外側《そとがわ》に対する「嫌《きら》われないだろうか」「人からどう思われるだろうか」「人と比《くら》べてどうか」ということではなくて、あくまでも自分がどうかという基準《きじゅん》。

自分の中にある「うれしい」とか「楽しい」とか「迷惑《めいわく》だ」と感じる気持ち、それを自分のものさしにする。

「どう見られるか」ではなくて、「自分はどうしたいか」を尺度《しゃくど》にするのです。

ものを測《はか》る尺度《しゃくど》が、世間の尺度《しゃくど》、ほかの人の尺度《しゃくど》になってしまっていると、自分の境界線《きょうかいせん》はできていきません。

▼「ノー」と言う勇気《ゆうき》は境界線《きょうかいせん》があるからこそわいてくる

人づきあいのうまい人は、「心の境界線《きょうかいせん》」がはっきりしています。

わたしはどうしたいのかという自分の軸《じく》があるので、イヤなことは「イヤ」、できないことは「できない」と言う勇気《ゆうき》があります。

それを言えることで、「どうしたらいいんだろう」とクヨクヨ悩《なや》まなくて済《す》みます。

境界線《きょうかいせん》が自分を守っているからです。

そんなことをしたら嫌《きら》われてしまう?

いいえ、きちんと説明《せつめい》したら、理解《りかい》してもらえます。相手にわかってもらえるような言い方を考えて、ていねいに伝《つた》えるのです。

でも、世の中にはいろいろな人がいますから、どうしても理解《りかい》してもらえないこともあります。それは、その人の「心の境界線《きょうかいせん》」がそこに引かれているのだと考えればいいのです。

自分の境界線《きょうかいせん》と相手の境界線《きょうかいせん》がどうしても折《お》り合わない場合は、「そういう人もいるのだなあ」と思って、深くかかわらなければいいのです。

もちろん、歩み寄《よ》れそうだったら、歩み寄《よ》ったほうがいい。でも、むずかしそうだったら、「この人とはあまり縁《えん》がなかったんだろう」と思えばいいだけのこと。

だれもかれもから好《す》かれようとしなくていいのです。

「自分は自分、他人は他人」と思えることは、無関心《むかんしん》だとか、冷《つめ》たいということとは違《ちが》います。

堂々《どうどう》と「自分はこうだ」と言えるのは、自分で自分を認《みと》めることができているということです。ほかの人に求《もと》めなくて、自分の内側《うちがわ》の自分が、スッとそこにあるということなのです。

「心の境界線《きょうかいせん》」で、正しく自分を守りましょう！

チャレンジ編《へん》

〜どうすれば気持ちを変《か》え、
行動を変《か》えられるか〜

5

傷《きず》ついた心との向き合い方

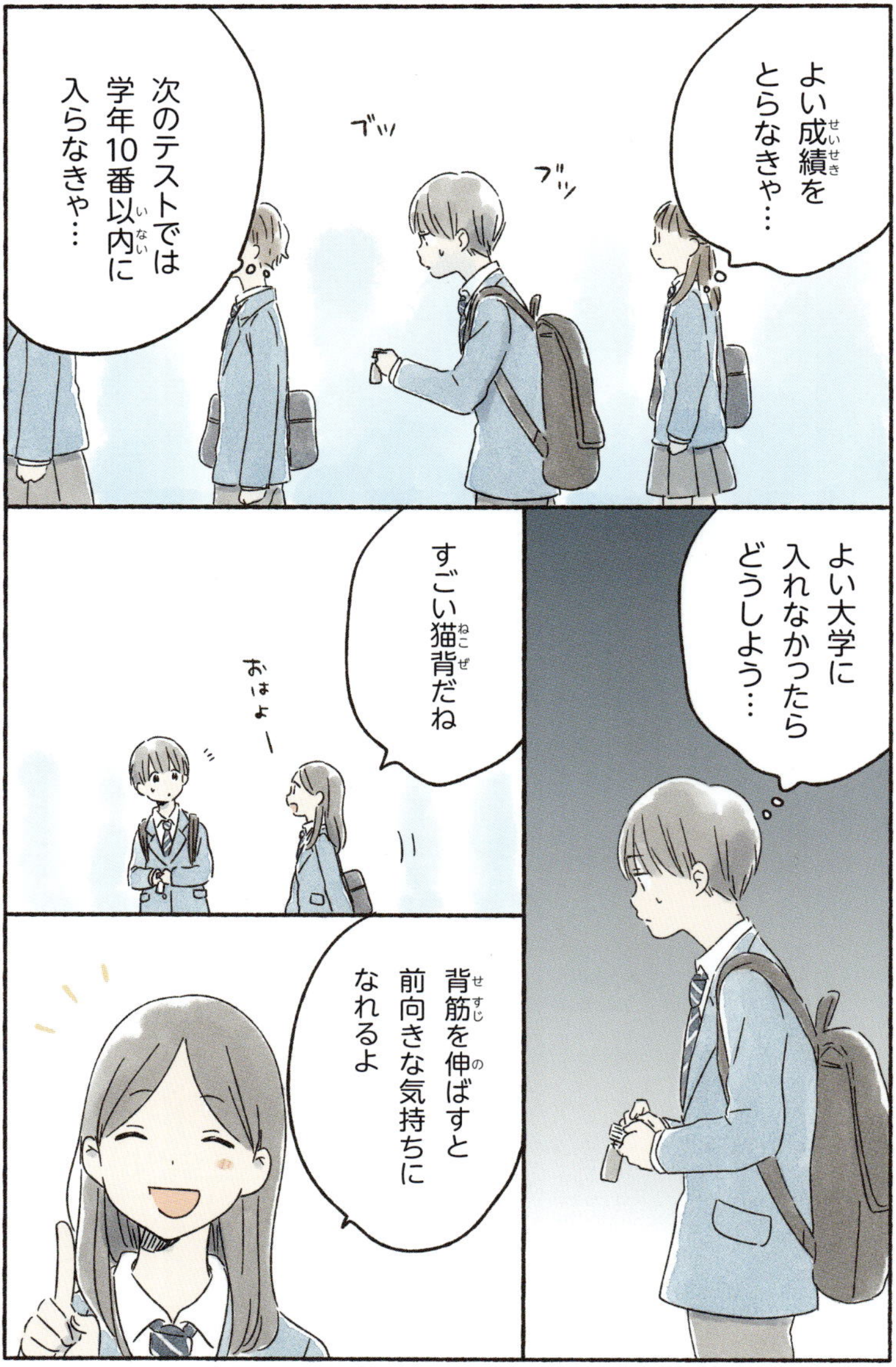
よい成績《せいせき》をとらなきゃ…
ブッ
ブッ
次のテストでは学年10番以内《いない》に入らなきゃ…
よい大学に入れなかったらどうしよう…
すごい猫背《ねこぜ》だね
おはよー
背筋《せすじ》を伸《の》ばすと前向きな気持ちになれるよ

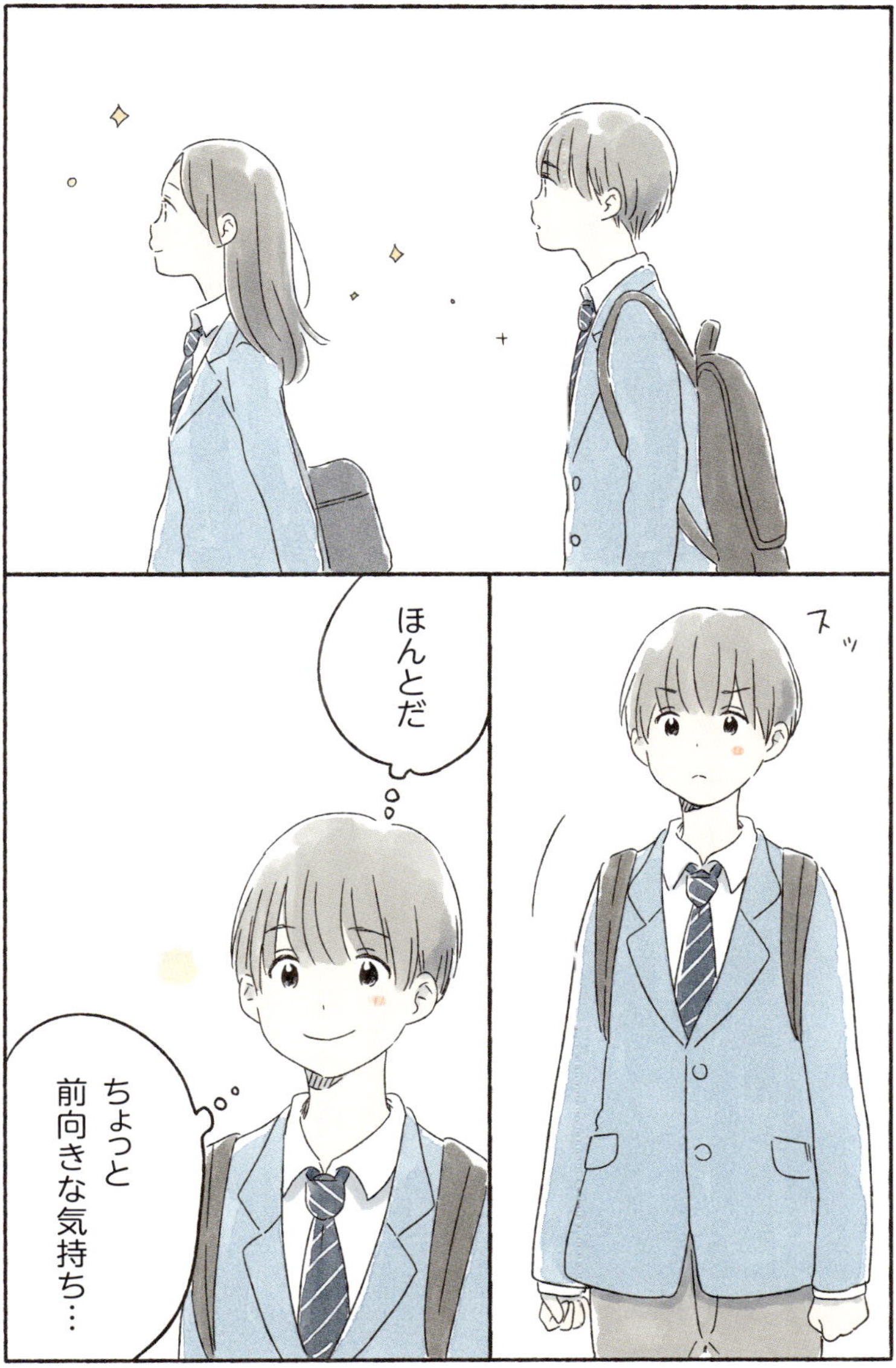
ススッ
ほんとだ
ちょっと前向きな気持ち…

▼「自分はこの先どうなっちゃうのか？」と不安《ふあん》になったら

心のつらさが積《つ》もり積《つ》もって身体症状《しょうじょう》として出た場合は、医師《いし》に診《み》てもらわなければなりません。

ただしそのときは、診察《しんさつ》する対象《たいしょう》が科ごとに分かれているような大きな病院に行くよりも、子どものころから診《み》てもらっているかかりつけのお医者さんに相談することをお勧《すす》めします。

困《こま》っている状況《じょうきょう》を、気軽に話せることが大事だからです。そのかかりつけ医の対応《たいおう》できる範囲《はんい》を超《こ》えている症状《しょうじょう》のときには、「こういう専門《せんもん》の医師《いし》のところでしっかり診《み》てもらうといい」と紹介《しょうかい》してくれたりするはずです。

「自律神経《じりつしんけい》の乱《みだ》れは薬では治《なお》せない」（→P32）といいましたが、自律神経失調症《じりつしんけいしっちょうしょう》でも、大人の場合は薬を使うことがよくあります。

睡眠導入剤《すいみんどうにゅうざい》で眠《ねむ》りやすくする、抗不安薬《こうふあんやく》で強い不安症状《ふあんしょうじょう》をやわらげる、ホルモン剤《ざい》でホルモンバランスを調整する、などの方法《ほうほう》もあるのです。

しかし、成長期真っ盛《せいちょうきまさか》りの10代の場合、いろいろな薬を多用することは望《のぞ》ましいことではありません。薬には副作用《ふくさよう》がつきものですし、ホルモンバランスが激《はげ》しく揺《ゆ》れている成長期《せいちょうき》は、薬剤反応《やくざいはんのう》に対しても身体《からだ》が非常《ひじょう》に敏感《びんかん》なのです。ですから、できるだけ薬を使わないで対処《たいしょ》するほうがいいのです。

基本的《きほんてき》に、思春期の君たちが自分から「医者に行く」と言うことはあまりないのではないかと思います。親御《おやご》さんが判断《はんだん》され、連《つ》れていかれるかたちがほとんどじゃないかな。

そうはいっても、何もかも親まかせ、医者まかせにしてはダメです。最低限《さいていげん》、この章に書いてあることくらいは事前情報《じょうほう》として知っておいてください。

家族がどんなに親身になって心配してくれても、君の体調、君の心の状態《じょうたい》、そのつらさ、苦しさは、君にしかわからないのです。

自分の状況《じょうきょう》をどうにかしたかったら、「自分事《ごと》として、主体的《しゅたいてき》に向き合う」意識《いしき》をもちましょう。早くラクになるためには、それがいちばん大事だということを、忘《わす》れないでいてください。

▼身体《からだ》には修復《しゅうふく》する力が備《そな》わっている

最近《さいきん》、傷《きず》の治《なお》し方に対する考え方が変《か》わりました。

切り傷《きず》、すり傷《きず》、やけどなどのケガをしたとき、以前《いぜん》は、まず消毒《しょうどく》をして薬をつけ、ガーゼを当てるという方法《ほうほう》が行われてきました。

ところが、消毒薬《しょうどくやく》を使わずに水洗《みずあら》いだけして、患部《かんぶ》を乾燥《かんそう》させないように湿潤環《しつじゅんかん》境《きょう》を保《たも》ちましょう、といわれるようになったのです。そのほうが、傷痕《きずあと》が残《のこ》りにくく、早くきれいに治《なお》るのです。

「湿潤療法《しつじゅんりょうほう》」と呼《よ》ばれています。

消毒《しょうどく》して、薬を塗《ぬ》って、治《なお》りかけのかさぶたをはがしたりするよりも、傷《きず》を乾《かわ》かさないで潤《うるお》いのある状態《じょうたい》に置《お》くほうが、壊《こわ》れた細胞《さいぼう》を再生《さいせい》させやすい、つまり身体《からだ》がもっている「修復《しゅうふく》する力」がいかされることがわかってきたのです。

どこの家庭にもばんそうこうが常備《じょうび》されていると思います。以前《いぜん》のものは傷《きず》が乾《かわ》きやすくなるよう空気を通す小さな穴《あな》が空いていましたが、最近《さいきん》主流のものは、傷《きず》をしっかり保護《ほご》、保湿《ほしつ》するようになっています。比《くら》べてみると違《ちが》いがよくわかりますよ。

ぼくは、心の傷《きず》も同じだと思っています。

とにかく一定期間、湿潤環境《しつじゅんかんきょう》のなかで、心身を休ませる。内側《うちがわ》から治《なお》ろうとする力、身体《からだ》に「自然治癒《しぜんちゆ》」の力がわいてくるようにすることが大事なのです。

だれの身体《からだ》にも「ホメオスタシス（生体の恒常性《こうじょうせい》）」があります。自律神経《じりつしんけい》が乱《みだ》れ、いろいろな症状《しょうじょう》が出て、ものすごくつらい。自分が自分でなくなるようなこともある。ときには、死んだほうがましという気分になることもあるかもしれません。

でも、身体《からだ》は、その人の本来の寿命《じゅみょう》が尽《つ》きるときまで、恒常性《こうじょうせい》を維持《いじ》しよう、身体《からだ》の異変《いへん》を修復《しゅうふく》しようとしつづけます。自分の意思とは関係《かんけい》なく――。自分の気持ちは苦しくて、つらくて、どん底《ぞこ》だと思っていても、身体《からだ》は回復《かいふく》しようとするのです。

身体《からだ》と心はつながっています。

心のつらさが身体的《しんたいてき》な症状《しょうじょう》をもたらすということは、逆《ぎゃく》にいえば、身体《からだ》の状態《じょうたい》を整えることで、心も回復《かいふく》させやすくなるわけです。

身体《からだ》の自然治癒《しぜんちゆ》する力を活用して、心をいやす。

こういう視点《してん》をもって、医師《いし》に診《み》てもらう前にできることがあるということを知ってほしい、それを実践《じっせん》してみよう――。それがこの章以降《いこう》、後半の内容《ないよう》です。

▼背中《せなか》の緊張《きんちょう》をほぐすと変《か》わること

ストレス状態《じょうたい》がつづき、心身のトラブルで悩《なや》んでいる人は、自分では気づいていないのですが、身体《からだ》に何かしら特徴《とくちょう》が出ています。無意識《むいしき》が外にあらわれるのです。

たとえば、自律神経失調《じりつしんけいしっちょう》の症状《しょうじょう》の出ている人は、背中《せなか》が丸まって猫背姿勢《ねこぜしせい》になっている人がとても多いのです。

緊張《きんちょう》が背中《せなか》にたまっているのです。背中《せなか》から肩《かた》、そして首にかけて、ガチガチに固《かた》まっています。

背中《せなか》が丸まった猫背《ねこぜ》の状態《じょうたい》になっていると、どうなるか。

胸《むね》がすぼみます。だから深く息ができない感じがあります。すぐ息切れしてしまう。息苦しさ、胸苦《むなぐる》しさがあります。

お腹《なか》に力が入らなくて、身体《からだ》がふにゃふにゃした感じ。

歩くときに歩幅《ほはば》が小さくなり、元気がなさそうに見えます。


では、ガチガチに固《かた》まった背中《せなか》のコリをほぐすと、どうなるか。

まず背筋《せすじ》が伸《の》びます。

背筋《せすじ》が伸《の》びると肺《はい》に空気をたくさん入れられますから、呼吸《こきゅう》がしやすくなります。

←深い呼吸《こきゅう》ができると、息苦しさ、胸苦《むなぐる》しさがなくなります。

下腹《したばら》に力が入るので、大きな歩幅《ほはば》で元気よく歩けます。

←背筋《せすじ》が伸《の》びることで頭が上がり、自然《しぜん》と前を向けるようになります。視界《しかい》が広がる。

猫背《ねこぜ》になっていると、首が前に出てどうしてもうつむきがちになります。ずっとうなだれているようなもので、気分も暗くなりますが、頭が上がると視界《しかい》が広がる。そうすると、気分も明るくなります。

背中《せなか》の緊張《きんちょう》がゆるんで猫背《ねこぜ》グセがなくなると、こんなにいろいろ変《か》わります。

もちろん、これだけで自律神経失調症《じりつしんけいしっちょうしょう》がばっちり治《なお》ると言うつもりはありません。

乱《みだ》れた自律神経《じりつしんけい》のリズムを元に戻《もど》すためには、ほかにもいろいろな要素《ようそ》が必要《ひつよう》です。

しかし、背中《せなか》をゆるめるだけでも、身体《からだ》も心もこんなにもラクになるのです。

身体《からだ》と心はつながっていて、心のつらさの影響《えいきょう》が身体《からだ》にもあらわれたわけですから、身体《からだ》の状態《じょうたい》を変《か》えることで心の状態《じょうたい》も変《か》わるというのは、自然《しぜん》な話。

身体《からだ》の状態《じょうたい》を整えることは、生きやすさに直結《ちょっけつ》する道のひとつです。

しかし、こういうことを知っている人は少ないのです。

（背中《せなか》の緊張《きんちょう》をほぐす具体的《ぐたいてき》な方法《ほうほう》は、Ｐ１８４で紹介《しょうかい》します）

▼西洋医学とは別《べつ》のとらえ方をする治療法《ちりょうほう》もある

いま言った「背中《せなか》の緊張《きんちょう》をほぐす」方法《ほうほう》は、医学の知識《ちしき》ではありません。

これは、身体《からだ》の骨格《こっかく》のゆがみなどを調整する施術《せじゅつ》、「整体」の専門家《せんもんか》から教えてもらったことです。

君たちの年齢《ねんれい》だとあまり聞きなじみがないかもしれませんが、整体とか指圧《しあつ》とか鍼灸《しんきゅう》といった、医療以外《いりょういがい》の方法《ほうほう》で身体《からだ》を調整する技術《ぎじゅつ》があります。

古い時代にインドや中国で始まって日本に伝《つた》わり、明治《めいじ》時代以前《いぜん》の日本で心身の治療《ちりょう》に用いられていたもので、総称《そうしょう》して「東洋医学」と呼《よ》ばれています。

いまの日本の医学というのは、基本的《きほんてき》に「西洋医学」です。

鎖国《さこく》をやめて海外の技術《ぎじゅつ》や文化がどんどん入ってくるようになった明治《めいじ》時代に、西洋医学を学んで医師免許《いしめんきょ》を取った人だけが、医師《いし》と呼《よ》ばれることになりました。

ですから、医師《いし》とは西洋医学を学んだ医療技術《いりょうぎじゅつ》の専門家《せんもんか》。病院とは、西洋医学の方法《ほう》によって病気を治《なお》す場所のことです。

西洋医学と東洋医学の違《ちが》いを、機械《きかい》の故障《こしょう》にたとえて説明《せつめい》してみましょう。

機械《きかい》が故障《こしょう》して止まってしまったとき、西洋医学では「どこの部分に故障《こしょう》が起きたのか」を考えます。確認《かくにん》するための検査《けんさ》をして、故障《こしょう》した部品を特定《とくてい》し、その部品を直したり、取り換《か》えたりする。これが西洋医学の考え方です。

東洋医学の場合は、「なぜ故障《こしょう》したのだろうか」と考えます。故障《こしょう》の原因《げんいん》は何なのか。機械《きかい》の部品の問題としてではなく、そこに不具合《ふぐあい》が出たことを機械《きかい》全体のつながりのなかで見て、故障《こしょう》の原因《げんいん》を取り除《のぞ》こうとします。

最新《さいしん》の科学技術《ぎじゅつ》をどんどん取り入れた医学の進歩によって、さまざまな病気が治《なお》せるようになったのは、まさに西洋医学の功績《こうせき》です。

でも、身体《からだ》と心はつながっているわけですから、ある部分だけで考えていてもどうにもならないことも多い。その点、東洋医学の視点《してん》は「つながり」で考えますから、医者のぼくらでも「ああ、そうか。知らなかった」ということがたくさんあります。

西洋医学に基《もと》づきながらも、東洋医学の知恵《ちえ》を取り入れようとすることを「統合《とうごう》療法《りょうほう》」といいます。ぼくが行っているのはこれ。

だから、西洋医学以外《いがい》の方法《ほうほう》で身体《からだ》の治療《ちりょう》に取り組んでいる人たちからも、大切なことをいろいろ勉強させてもらっているのです。

▼こじらせる前に対処《たいしょ》できたら治《なお》りが早い

いまはだいぶ変《か》わってきましたが、かつての精神医学《せいしん》は、心の病が身体症状《しょうじょう》としてあらわれたら、薬で神経《しんけい》に直接《ちょくせつ》作用を及《およ》ぼして治《なお》すというダイレクトなやり方をしていました。

ぼくは児童精神科医《じどうせいしんかい》として子どもたちを診《み》ていましたから、なんとか薬を使わないでよくする方法《ほうほう》はないかと考え、そこから東洋医学の分野のことなどをいろいろ勉強するようになりました。

まず出合ったのが、漢方薬です。

医師《いし》が処方《しょほう》する薬にしても、市販《しはん》の薬にしても、一般《いっぱん》にいうところの薬とは、症状《しょうじょう》に効《き》く成分《せいぶん》を化学的《かがくてき》に合成《ごうせい》して人工的《じんこうてき》につくられたものです。だから必《かなら》ず副作用《ふくさよう》がある。

漢方薬というのは、古来、効果《こうか》があるといわれてきた成分《せいぶん》の入った植物や鉱物《こうぶつ》などを加工《かこう》して、「生薬《しょうやく》」としたもの。いくつもの成分《せいぶん》が調合されていますが、相対的《そうたいてき》なつながりを重視《じゅうし》するので、副作用《ふくさよう》を起こしそうなものを軽減《けいげん》する成分《せいぶん》も調合されています。

漢方薬には、病院で処方《しょほう》される薬のような強い即効性《そっこうせい》はありませんが、じわりじわりと効《き》き、長く飲みつづけても副作用《ふくさよう》の危険《きけん》が少なく、成長期《せいちょうき》や薬に敏感《びんかん》な人でも安心なのです。

東洋医学には「未病《みびょう》」という考え方があります。まだ病気にはなっていない状態《じょうたい》のこと。「これは○○病ですね」という診断《しんだん》のつかない状況《じょうきょう》をケアする方法《ほうほう》がありま す。未病《みびょう》のうちに対処《たいしょ》して病気にならないようにすることを、治療《ちりょう》の目的《もくてき》にしているのです。

先ほどの、背中《せなか》の緊張《きんちょう》をほぐすというのは、まさにそのひとつ（↓P122）。

ぼくは身体《からだ》をさわって治療《ちりょう》する方面のプロではありませんから、本格的《ほんかくてき》なことがわかるわけではありませんが、それでも、猫背《ねこぜ》でうつむいている人は、歩いている姿《すがた》を見るだけで「ああ、いろいろ不調《ふちょう》があって、生きづらそうだなあ」というのがわかります。

さわると本当に背中《せなか》がガチガチ。ちょっとさわって、「こういうふうにしてほぐすとラクになるよ」とアドバイスしたり、整体や指圧《しあつ》をしてくれる人を教えてあげたりしています。

こじらせると、心身のつらさがどんどん大きくなっていきますし、治《なお》るまで長引きます。

疲労《ひろう》は生体アラームのひとつ。ちょっと疲《つか》れている段階《だんかい》ならば、1日、2日休むと回復《かいふく》してすぐに元気になります。早い段階《だんかい》だと回復《かいふく》も早い。でも、ガマンして無理《むり》をつづけると、疲《つか》れがたまってしまう。本当に疲《つか》れ果《は》ててしまってからでは、長引きます。

未病《みびょう》の段階《だんかい》で手当てができるほうが絶対《ぜったい》にいいのです。

▼ひきこもりは「養生《ようじょう》」期間だと思えばいい

もうひとつ、東洋医学の発想で、とてもいいなとぼくが思っているのが「養生《ようじょう》」という考え方です。

しっかりと休養《きゅうよう》をとって、バランスのいい食事や適度《てきど》な運動などをして、身体《からだ》を整えること。ようするに、身体《からだ》の修復力《しゅうふくりょく》、自然治癒《しぜんちゆ》の力が高まるように身体《からだ》の状態《じょうたい》を整えようということです。


不登校《ふとうこう》からひきこもりになってしまうと、本人も家族も不安《ふあん》でいっぱいになります。ある整体の先生が言っていました。

「自律神経《じりつしんけい》の疾患《しっかん》が発症《はっしょう》したら、症状《しょうじょう》が収《おさ》まるまで、とにかく休みなさい。不安《ふあん》や悩《なや》みで、心がもうあふれている状態《じょうたい》なのだから、水位《すいい》が下がるまで休むことです」

〝心の洪水《こうずい》〟状態《じょうたい》を修復《しゅうふく》しようと、身体《からだ》が休むことを求《もと》めている。身体《からだ》が、自分を治《なお》そうとする力が働《はたら》いているのです。「これは養生期間《ようじょうきかん》なんだ」と考える。自分の内側《うちがわ》から治《なお》ろうとする力がわき上がってくるのに必要《ひつよう》な時間だと考えればいいわけですね。

こういう視点《してん》が大事だと思います。


不登校《ふとうこう》になることは、親や学校に逆《さか》らっている行動のように思われがちですが、実は、自分の身体《からだ》の求《もと》めていることにしたがって、自分を治《なお》そうとしている、身体《からだ》の声を聞いているのだとぼくは思います。

「どうして行けないの？」「何考えているの？」「いつになったら行くの？」

そんなことを言われても、自分でもわからないですよね。答えられない。

こういうのは、傷《きず》に、しみる薬を塗《ぬ》られ、できてきたかさぶたをはがされているようなものです。

そうではなくて、湿潤環境《しつじゅんかんきょう》が大事。そのなかで、生活のリズム、食事などに注意をはらって、気持ちよりも身体《からだ》に意識《いしき》を向け、身体《からだ》を治《なお》すことを優先《ゆうせん》させる。そうすれば自然治癒《しぜんちゆ》の力が働《はたら》いて、回復《かいふく》のときは来るのです。

▼安心、安全な〝ねぐら〟があるから休める

体調がすぐれず、「学校に行きたくない」と思うことは、だれしもあるでしょう。

そのときに「何言ってるの、本当にお腹《なか》が痛《いた》いの？　仮病《けびょう》じゃないの？」とか「この前もそう言って休んだけど、家で遊んでいたじゃないか」と言われたことはありま

せんか？

悲しいですよね。それこそストレスでお腹《なか》の痛《いた》みが倍増《ばいぞう》しそう。

自分の「行きたくない」という言葉を、親がどう受けとめてくれるか、子どもとしては大問題です。

そこで自分の主張《しゅちょう》を否定《ひてい》されるのではなくて、「そうか、じゃ、今日は休みなさい」と言ってもらえると、ホッとする。自分の主張《しゅちょう》が通るという自由が保障《ほしょう》されたという安心感と、親が自分を信《しん》じてくれているというダブルの安心感があります。

安心できる環境《かんきょう》が自分を支《ささ》えてくれているのは、ありがたいことなのです。

10年ぐらいの間ひきこもりになっていた人が、回復《かいふく》してから振《ふ》り返って言っていました。

「『うざい』『放っておいてくれ』とよく家族にどなっていたんですけど、本当のところは放っておかれたくなかったんです」と。

「まだ行けないのか」「早く何とかしないといけない」とか、そういうことは言われたくない。イライラしてしまう。けれども、完全《かんぜん》に放っておかれるのではなくて、情報《じょうほう》はほしかったのだそうです。

その人のお母さんは、日常《にちじょう》のことを普通《ふつう》に伝《つた》えてくれたそうです。

「今日は寒いなあと思ったら、やっぱり雪が舞《ま》ったよ」

「道で小学生のときの同級生の○○君に会った。○○高校に行っていて、部活で吹奏《すいそう》楽《がく》をやってるらしいよ。トランペット吹《ふ》いているんだって」

「お姉ちゃんに彼氏《かれし》ができたらしい」

そんな話を、何も答えないその人にただ話してくれていたといいます。

それが、部屋に閉《と》じこもり、テレビやネットからだけの情報《じょうほう》しかなかったその人にとっての潤《うるお》いになった。「自分がこうしている間にも、世の中は普通《ふつう》に動いているんだなあ」と思えて、なんだかホッとしたそうです。

「当時は母親の言葉に何も反応《はんのう》できなかったけれど、そんなふうに自然《しぜん》に外の情報《じょうほう》を教えてもらえたことは、ありがたかった。いまではそのことにとても感謝《かんしゃ》している」

と言っていました。

静《しず》かに潜伏《せんぷく》している期間を保障《ほしょう》してもらえる環境《かんきょう》は、とても大事。時期が来れば、何かのきっかけで動き出せるのです。

▼変化《へんか》の兆《きざ》しは「出せる」ようになること

つらい気持ちをかかえている人は、身体《からだ》に何かしら特徴《とくちょう》があらわれていると言いました が、いつもマスクをしている人は、自分を見られたくないという防衛的《ぼうえいてき》な気持ちが強くあります。

クリニックに通ってきている人で、マスクが外せるようになるというのは、心のトビラが開きはじめたひとつのステップです。

10代に多いのが、髪《かみ》で自分を隠《かく》す人。前髪《まえがみ》をたらして、顔がよく見えないようなヘアスタイルをしているのも、自分を隠《かく》したい心境《しんきょう》のあらわれです。

以前《いぜん》、不登校《ふとうこう》、ひきこもりで、中学生のときから5年くらい診《み》ていた男子がいました。お母さんに連《つ》れられて、通院してきていました。

彼《かれ》は、後ろから見たら女の子かと思うくらい、髪《かみ》を伸《の》ばして長くしていました。その長い髪《かみ》に、マスク姿《すがた》、猫背姿勢《ねこぜしせい》でやってきます。

でも、来ても何も話さないのです。

いろいろ治療《ちりょう》を行っているうちに、あるときから突然《とつぜん》、勢《いきお》いよくしゃべりだしました。それからどんどん変《か》わりはじめて、姿勢《しせい》もよくなりました。

そうしたら、背中《せなか》まで伸《の》ばしていた長い髪《かみ》をばっさり切って、それをヘア・ドネーション——病気などで頭髪《とうはつ》を失《うしな》った子どもたちに無償《むしょう》で髪《かみ》の毛を提供《ていきょう》すること——しました。

背筋《せすじ》が伸《の》び、髪型《かみがた》がスッキリし、マスクも外した彼《かれ》は、別人《べつじん》みたいでした。どの治療法《ちりょうほう》が彼《かれ》を変《か》えるきっかけになったのかは、ぼく自身もわかりません。きっと来るべきときが来た、機《き》が熟《じゅく》したのでしょうね。

ひょっとしたら、ヘア・ドネーションということを何かで知って、自分の髪《かみ》が人の役に立つと思えたことが、ひとつのきっかけになったのではないかとも考えています。

自分のなかに変《か》わろうという兆《きざ》しが芽生《めば》えることが大事。その芽《め》が何かというのは周《まわ》りの人間にはわかりません。

もうひとり、ぼくが診《み》ていたなかに、中学から不登校《ふとうこう》で、20歳過《さいす》ぎまで家でずっとひきこもっていた女子がいました。

児童小児科《じどうしょうにか》というのは17、18歳《さい》ぐらいまでが対象《たいしょう》なので、ぼくが診療《しんりょう》しなくなってから、突然《とつぜん》その子がやってきたのです。

聞くと、お正月に東京から帰ってきた元クラスメートたちに会って、刺激《しげき》を受けて、「自分もやらなきゃ」と思ったのだそうです。

何かスイッチが入るようなものがあったのでしょう。そこから積極的《せっきょくてき》に活動するようになり、専門《せんもん》学校で好《す》きな絵の勉強をするなど、どんどん元気を取り戻《もど》していきました。

学校に行けなくなったのだから、元のクラスメートに会うのはイヤに違《ちが》いない、なんて周《まわ》りは考えます。でも、そうとも限《かぎ》らないのですね。みんながイキイキと自分の道を歩んでいることで、「自分も好《す》きなことをやっていけばいいんだ」と思えて、心のトビラが開くこともあるのです。

▼人は変《か》われる！

自分をじっくり休ませて、見つめていくプロセスがあることで、やがて社会に出ていけるようになります、

10年ではきかなくて、20年くらいかかる人もいます。でも、ちゃんと養生《ようじょう》できて、自分を見つめる期間を経《へ》れば、必《かなら》ず一歩踏《ふ》みだせます。

長くかかったからといって、こじらせたとはいえません。

こじらせたというのは、本格的《ほんかくてき》に病気になってしまうこと。養生《ようじょう》が正しい養生《ようじょう》にならない、自分の心のストレスの根っこに気づききれないような場合です。

隠《かく》そうとすると、いろいろなことがたまってしまう。隠《かく》そうとしなくなると、ラクになります。

心の治療《ちりょう》の原則《げんそく》は、まず吐《は》き出すことです。

吐《は》き出して、そこに出てくるものを通して自分を見られるようになる。

それは、文章を書くのでもいいし、人に話すのでもいい。

メールでもLINEでも相談できる場所はいろいろ用意されています。

下を向いて自分の足元ばかり見つめていると、手を差《さ》し伸《の》べてくれている窓口《まどぐち》があるという情報《じょうほう》も、見逃《みのが》してしまいます。

とにかく「出す」のです。

人に「言わない」し、「見せない」し、こんな方法《ほうほう》があると教えられても「やらない」。それでは、いまの自分の苦しさ、つらさも「変《か》わらない」のです。こんな〝ないない尽《づ》くし〟は、不安《ふあん》や恐怖《きょうふ》に対して、ピタッと心のトビラを閉《と》じるクセがついてしまっている人の特徴《とくちょう》です。

「変《か》わりたい、でも変《か》われないんだ」と君は言うかもしれません。

きついことを言うようですが、本当に変《か》わろうとしていますか？

本音の部分で、「ムリだよ」という気持ちが巣《す》くっていませんか。

「ムリ」「どうしようもない」と思っていると、思考停止状態《ていしじょうたい》になってしまいます。

そこから先の手を考えようとしなくなってしまうのです。

まだ、本格的《ほんかくてき》な心構《こころがま》えができていないのかもしれません。

「変《か》われる」「道はある」という言葉をくり返していると、人は考えつづけます。考えつづけるから、解決策《かいけつさく》が見つかるのです。

そういう意味で、言葉というのはとても重要《じゅうよう》です。

次の章では、その言葉の力について述《の》べることにしましょう。

6

言葉を変《か》えると、心も変《か》わる

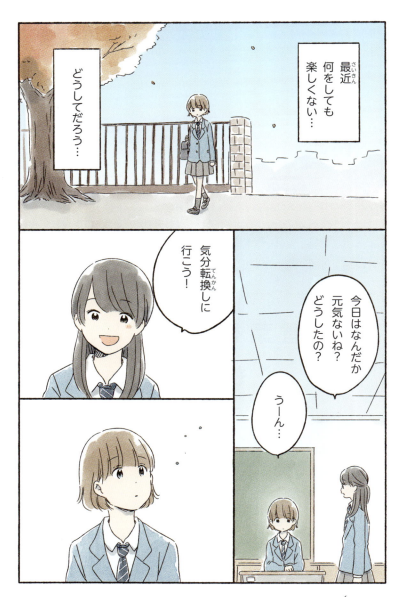

最近《さいきん》 何をしても 楽しくない…
どうしてだろう…
今日はなんだか 元気ないね？ どうしたの？
うーん…
気分転換《てんかん》しに 行こう！

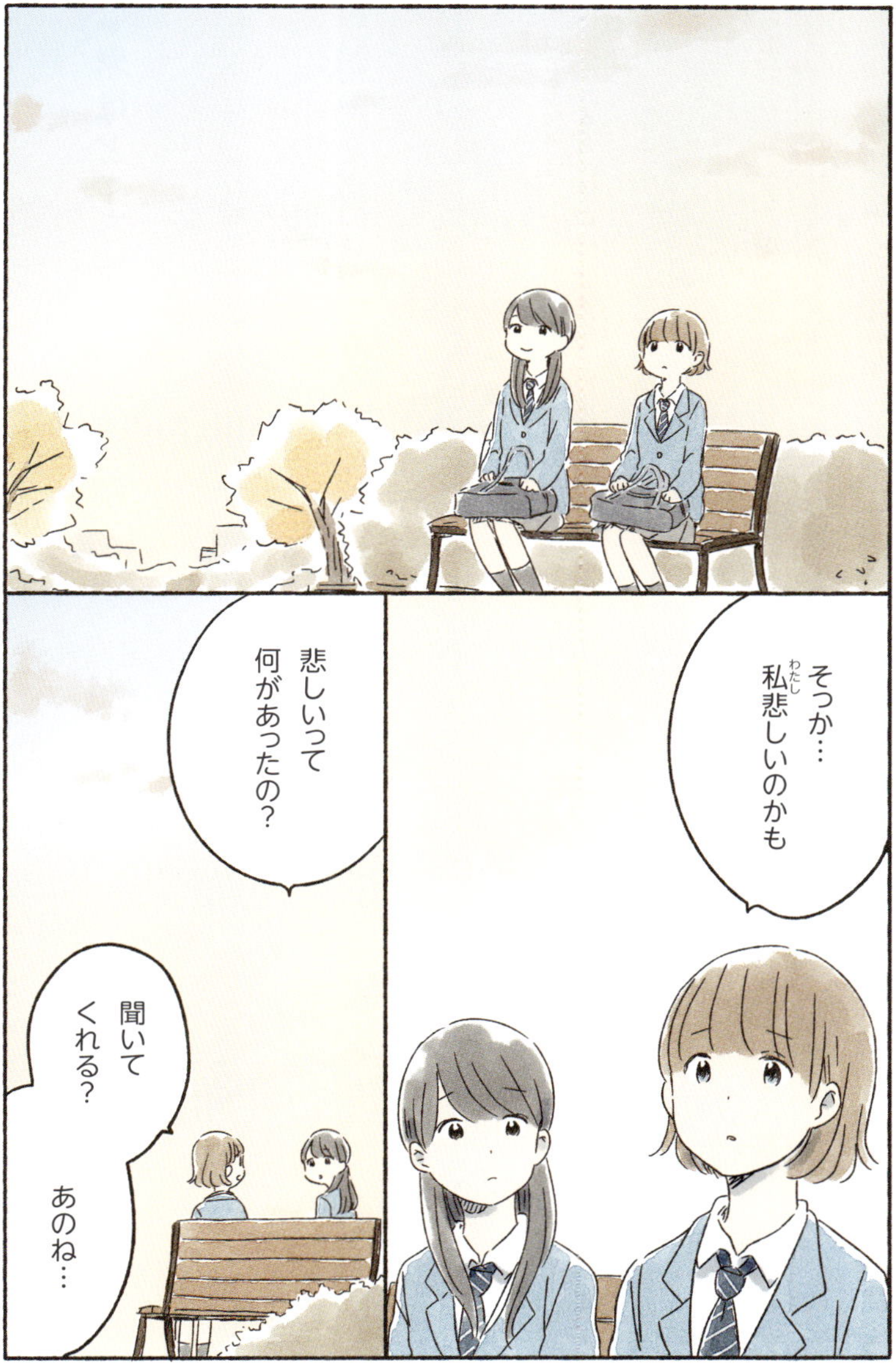
そっか…
私《わたし》悲しいのかも
悲しいって
何があったの？
聞いて
くれる？
あのね…

▼君はどっち派《は》？

コップに水が半分入っています。
これを見てどう感じますか。
□ もう半分しかない
□ まだ半分ある
「事実」はひとつ。でも、それをどう受けとめるかは人によって異《こと》なります。

もうひとつ聞きましょう。
富士山《ふじさん》に登ることになりました。5合目から歩きだした君たちは、いま8合目にいます。どんな心境《しんきょう》ですか？
□ まだ8合目なの？ あと何時間歩くんだろう。息も苦しいし、頭も痛《いた》い。疲《つか》れた。登りきれるか、自信《じしん》がない
□ もう8合目か。空気が薄《うす》い感じなのは、それだけ標高《ひょうこう》が高いってことだよね。

あと少しだ、絶対《ぜったい》に登頂《とうちょう》したい！

君はどっち派《は》ですか？

「もう半分しかない」「まだ8合目」と思ってしまう人は、ものごとを悲観的《ひかんてき》にとらえがちな人。

「まだ半分ある」「もう8合目」と思う人は、楽観的《らっかんてき》にとらえる傾向《けいこう》がある人。

ひとつの事実に対して、真逆《まぎゃく》の受けとめ方をしています。

人間の脳《のう》には、不安《ふあん》や恐怖《きょうふ》を感じる〝悲観脳《ひかんのう》〟の回路も、楽しさややりがいを感じる〝楽観脳《らっかんのう》〟の回路もあります。どちらの機能《きのう》も同じようにあるのに、こんなふうに受けとめ方が違《ちが》ってくるのは、どちらの回路につながりやすいかの違《ちが》い。これはその人の思考のクセだということができます。

▼受けとめ方は変《か》えられる

悲観的《ひかんてき》にとらえると、先のことがとても心配になります。「水がなくなってしまったらどうしよう」「登りきれそうにない」と、まだ起きていないことを先回りしてあれこれ心配してしまいます。これがストレスの〝芽《め》〟になるのです。

同じ状況《じょうきょう》でも、楽観的《らっかんてき》にとらえるタイプの人は、自分がここまでやれたことを下敷《したじ》きにして、「大丈夫《だいじょうぶ》」「なんとかなる」と思う。だからあまりストレスを感じませんし、自信《じしん》があるように見えます。

何が違《ちが》うかといえば、その事柄《ことがら》に対する「受けとめ方」が違《ちが》うのです。

ストレスがたまりやすい人は、いろいろなことが何かと気になりやすい人です。この気になりやすさというのは性分《しょうぶん》、性格的《せいかくてき》なもので、変《か》えるのはなかなかむずかしい。「気がつかないようになりたい」と望《のぞ》んでも、気づいてしまうのですから、どうしようもありませんよね。

でも、そういう敏感《びんかん》な性分《しょうぶん》だからといって、みんながみんな心身のバランスを崩《くず》すほどストレスをため込《こ》んでしまうわけではありません。

気づいてしまうことは変《か》えられませんが、受けとめ方は考え方のクセですから、注意して心がければ変《か》えていくことができます。

そして、クセを直すには「言葉」を意識《いしき》することがいちばん確実《かくじつ》で手っ取り早い道なのです。

▼言葉から考え方のクセを変《か》えていく

言葉とは何かを考えてみましょう。

考えや思いというのは、それだけではフワフワした感じでしかありません。「言葉」という形にされることで、初《はじ》めてはっきりしたものになるのです。

ぼくはよく「スノードーム」にたとえます。

球形やドーム形をした透明《とうめい》の容器《ようき》の中に、人形とか建物《たてもの》とかのミニチュア模型《もけい》が入っている小さな置《お》き物。おみやげもの屋さんなどによくありますね。中に雪に見立てた白い粒《つぶ》がたくさん入っていて、動かすと容器内《ようきない》で舞《ま》い上がり、あたかも雪が降《ふ》っているように見えます。

ドームが君の頭の中だとしたら、白い粒《つぶ》がフワーッと舞《ま》っている状態《じょうたい》は、何かを漠《ばく》然《ぜん》と「思っている」「考えている」状態《じょうたい》。

粒《つぶ》の一つひとつが思いの〝タネ〟のようなもの。でも、それではフワフワしているだけです。それがいろいろ舞《ま》っているので、ドームの中はモヤモヤしていて、視界《しかい》がよくありません。

そのフワフワ、モヤモヤしているものを脳《のう》の中で整理して、〝結晶化《けっしょうか》〟させたものが言葉――。言葉にできると、はっきりした形になります。

自分はこう感じている、こう思っている、こう考えている……文字を書くにしても、話すにしても、人は思いを言葉で表現《ひょうげん》します。

言葉にすることで意思をもったものになるのです。

その際《さい》、不安《ふあん》の回路の強い人は、脳《のう》の中で心配や不安《ふあん》や恐《おそ》れの要素《ようそ》とつながりやすいので、悲観的《ひかんてき》な言葉が出やすくなります。もっと楽観的《らっかんてき》に考えられる要素《ようそ》もあるのに、マイナスの要素《ようそ》ばかりを結《むす》びつけてしまうクセがある。

心理療法《りょうほう》というのは、そのクセをいろいろなやり方で直していくのですが、言葉から考え方のクセを変えていくという方法《ほうほう》もあります。認知《にんち》のゆがみを言葉や行動で変《か》えていく「認知行動療法《にんちこうどうりょうほう》」のひとつの方法《ほうほう》です。

ふだん使っている言葉を変《か》えると、考え方のクセ、ものごとの受けとめ方は変《か》わっていきます。

自分のよくない思考のクセを直せれば、生き方も大きく変《か》わっていくのです。

▼「ムカつく」感情《かんじょう》とは？

ぼくのところに通ってきていたある小学生の男の子が、やたらと「ムカつく」「ムカつく」と言っていた時期がありました。

それで「『ムカつく』ってどういう感情《かんじょう》なの？　ぼくにはよくわからないから、教えてくれない？」と聞いてみたのです。

彼《かれ》は、学校であったことを話してくれました。その日は、同級生にイヤなことをされて、腹《はら》を立てていたことがわかりました。

「そうか、そんなことがあったのか。それは『くやしい』っていう感情《かんじょう》だね」とぼくは言いました。

「ふうん、これが『くやしい』ってことなんだ」と彼《かれ》は言いました。

当時小学3年生、くやしいという言葉は聞いたことがあっても、それがどういう感情《かんじょう》なのか、自分のなかで結《むす》びついていなかったのです。

こういうときにみんながよく「ムカつく」と言うから、この言葉しか思いつかなくて、なんとなく使っていただけ。「ムカつく」とはどういうことを指すのか、その子自身わかっていないで使っていたのです。

別《べつ》のときに、また「ああ、ムカつく。ああ、ムカつく」と言うので、「どうしたの?」と聞くと、「好《す》きなマンガの新刊《しんかん》を買いに行ったら、売り切れていて買えなかった」と言うのです。

「ははあ、そりゃあ残念《ざんねん》だったね。それは『がっかり』という感情《かんじょう》だ。でも、本屋さんに注文しておいたら、入ったら教えてくれるよ。お父さんやお母さんに頼《たの》んで、ネットの本屋さんに注文してもらう手だってある。がっかりは、考えようによっては『次のチャンスがある』ということだよ」

こんな話をすると、気持ちが落ちついていったようです。

自分の感情《かんじょう》を表現《ひょうげん》する言葉として、「ムカつく」しか知らないから、イヤな感情《かんじょう》のときには全部これを使っているのです。

これは小学生の例《れい》ですが、言葉を獲得《かくとく》する過程《かてい》にある君たちも、感情《かんじょう》をうまく表現《ひょうげん》する言葉が見つからなくて、なんとなく手近な言葉を使っているということがあるのではないでしょうか。

▼「ウザい」「死ね」の言葉の背後《はいご》にある感情《かんじょう》

「ウザい」「死ね」も、そういう言葉ではないかとぼくは思っています。

「ウザい」というのは、「わずらわしい」「うるさい」「うっとうしい」「面倒《めんどう》くさい」といった不快《ふかい》な感情《かんじょう》をあらわした言葉ですね。短いひとことが使いやすいせいか、君たち世代はよく使います。

これ、相手に自分のどういう気持ちを伝《つた》えたいのでしょうか。

「わずらわしいと感じている、だから放っておいてほしい」のか。

「面倒《めんどう》くさいから、自分はやりたくない」のか。

「気分が悪いから、やめてほしい」のか。

「ウザい」と言ってしまう背後《はいご》には、こういう感情《かんじょう》がきっとある。それらを省略《しょうりゃく》してしまっているわけです。

「死ね」というのは、もっと恐《おそ》ろしい言葉です。言葉で相手を殺《ころ》しているのですから。

では、「死ね」と言ってしまうときは、どんな気持ちなのでしょうか。

「自分の前から消えてくれ」「自分にかかわらないでくれ」かもしれません。

「もう話したくない」「この話はこれで終わり」といった意味かもしれません。

「あなたが嫌《きら》い」「あなたが憎《にく》い」なのかもしれません。

いずれにしても、「あなたに死んでほしい」「あなたを殺《ころ》したい」わけではないはずです。そう考えると、「死ね」という言葉は、自分の気持ちを正しく伝《つた》えている言葉ではない。

「ウザい」も「死ね」も、ただ相手を傷《きず》つけるためだけに発している〝毒《どく》〟にすぎないわけです。

実はそんな言葉の裏《うら》に、そのときどきで異《こと》なる気持ちがあるはずです。その感情《かんじょう》をすくい取らずに、手近にある短い単語《たんご》で済《す》ませてしまっている。
これは自分のこまやかな感情《かんじょう》というものを、ひとまとめにして乱雑《らんざつ》にバケツの中に放り込《こ》んでいるようなものです。

脳《のう》は、それを形ある言葉として記憶《きおく》している。何度も何度も使うから、回路がつながりやすいのです。記憶《きおく》のひきだしから、すぐ出てくるようになっています。

だけど、実はそれは、自分の感情《かんじょう》をきちんと形にしたものではないわけです。

「ウザい」「死ね」と言ったら、気持ちがスッキリするでしょうか。

モヤモヤが胸《むね》に渦巻《うずま》いているのではないかな?

感情《かんじょう》をバケツに放り込《こ》むことが習慣《しゅうかん》になってしまうと、自分の気持ちをきちんと表現《ひょうげん》する言葉、きちんと伝《つた》える言葉は増《ふ》えていきません。

言葉が、頭のモヤモヤをスッキリさせるために有効《ゆうこう》な道具になっていかないのです。

▼言葉が豊《ゆた》かになると、心がおだやかになる

ぼくのクリニックには、「表情《ひょうじょう》ポスター」が貼《は》ってあります。いろいろな顔の表情《ひょうじょう》が

描《えが》かれていて、この表情《ひょうじょう》のときはこういう気分だというのを子どもたちに知ってもらうためのものです。

「ムカつく」とよく言う小学生に「それは『くやしい』っていう感情《かんじょう》だね」「それは『がっかり』という感情《かんじょう》だ」と言ったときも、ぼくは表情《ひょうじょう》ポスターを彼《かれ》に見てもらいながら、「今日の『ムカつく』はどれの気分だい？」と聞いたのです。

イライラして怒《おこ》っている、仕返ししたいと思っている、くやしい、がっかり、ブチキレるくらいものすごく怒《おこ》っている……怒《いか》りや不満《ふまん》の感情《かんじょう》にしても、いろいろな表《ひょう》情《じょう》があることがわかると、すべてを「ムカつく」で済《す》ませようとは思わなくなります。

自分のそのときの感情《かんじょう》を的確《てきかく》にあらわす言葉が増《ふ》えていくと、子どもでもおだやかになっていきます。

子どもがかんしゃくを起こすのは、感情《かんじょう》を伝《つた》えたいのにそれをうまく伝《つた》えられない、言葉で表現《ひょうげん》できないというもどかしさもあるのだと思います。

言葉という道具をまだもたない赤ちゃんは、暑いのも、眠《ねむ》いのも、お腹《なか》がすいたのも、オムツが気持ち悪いのも、すべて泣《な》くことでしか伝《つた》えられません。そこから少しずつ成長《せいちょう》して、泣《な》くよりももっと確実《かくじつ》な意思の伝《つた》え方を学習していきます。人間にとって、言葉を獲得《かくとく》することは成長《せいちょう》の証《あか》し。伝《つた》えたいことを簡単《かんたん》に伝《つた》えられる大事な道具なのです。

だから言葉が豊《ゆた》かになると、心も落ちついておだやかになるのです。

君たちも、言葉のレパートリーが増《ふ》えると、いまよりもモヤモヤ、イライラが減《へ》って、キレにくくなると思いますよ。

「ムカつく」「ウザい」「死ね」など、なにげなく使っていませんか。「ヤバい」という言葉も、いろいろな場面で使っているでしょう。使い慣《な》れたこういった言葉に逃《に》げてしまうのではなくて、この場合の「ヤバさ」はどういうヤバさなのかということを考えてほしいと思います。

言葉とは思いを〝結晶化《けっしょうか》〟させたものだと言いました。

小学校の理科の実験《じっけん》で、結晶《けっしょう》を作ったこと、あったでしょう。にごった水溶液《すいようえき》の中に結晶《けっしょう》の核《かく》となるものを結《むす》びつけた糸をたらすと、成分《せいぶん》が凝《ぎょう》集《しゅう》して大きな結晶《けっしょう》ができます。ミョウバンとかでやったんじゃないかな。

液《えき》の中に溶《と》けていた成分《せいぶん》が結晶《けっしょう》になると、にごっていた液《えき》は透明《とうめい》になります。液《えき》が澄《す》んでくるのです。

結晶化《けっしょうか》すると、モヤモヤの正体がはっきりするから、気持ちもスッキリするのです。

▼思考のクセを変《か》える コツは〝さかさま〟意識《いしき》

ものごとの受けとめ方のクセを変《か》える話に戻《もど》りましょう。

悲観脳《ひかんのう》タイプの君が、ついネガティブになってしまいがちな自分のクセを変《か》えるためには、「さかさまをやる」ことを意識《いしき》するといいですよ。

自分がいつも考えてしまいがちなことの逆《ぎゃく》をやるのです。

心の中で思うだけでなく、声に出して言うとか、紙に書くほうが効果《こうか》があります。書いたり、人に話したり、そのことについて考えることをくり返すことで、脳《のう》に強力にインプットされていきます。

「ムリ、できっこない」と思ってしまいがちなら、「ムリじゃない、できる、できる！」と声に出して言ってみる。「試験《しけん》まであと3日しかない」ではなくて、「まだ3日あるんだから、覚《おぼ》えられることがたくさんある。大丈夫《だいじょうぶ》」と言うのです。

逆転《ぎゃくてん》の発想を心がけて言葉を変《か》えるだけで、不安《ふあん》の感じ方が違《ちが》うことに気づくはずです。

でも、それに安心して、何もしなかったらダメですよ。「まだ3日ある、大丈夫《だいじょうぶ》」と言って、勉強しないで寝《ね》てしまったら意味がない。行動が伴《ともな》わないと、直前になってもっと大きな不安《ふあん》が押《お》し寄《よ》せてきます。

引っ込《こ》み思案《じあん》で、「自分は人前で話すのが苦手」と思いこんでいる人は、いっそ生《せい》徒《と》会長に立候補《りっこうほ》してみたらどうでしょう。

これまでやったことのないことなのですから、本当に苦手かどうかはわかりません。挑戦《ちょうせん》してみたら、けっこう向いているということもあります。

「人前で何かするなんて絶対《ぜったい》イヤ」と言っていたけれど、逆転《ぎゃくてん》の発想で応援団《おうえんだん》に入り、結局《けっきょく》、みんなから推《お》されて応援団長《おうえんだんちょう》になった人もいます。

人の影響《えいきょう》を受けやすくて、優柔不断《ゆうじゅうふだん》、いつも「わたしも同じでいい」と言ってしまうタイプの人は、友だちと会う前に「今日は自分から先に『こうしよう』と提案《ていあん》すること！」と心を決めておくのです。

「どうする？」と友だちに聞かれて「うん、どっちでもいいよ」と答えるのではなくて、逆《ぎゃく》の立場になって、自分のほうから「ねえ、こうしない？」と聞く側《がわ》になってみるのです。

それを実行する。うまくいったら「やったぁ！」と素直《すなお》に喜《よろこ》びましょう。

「いつもと違《ちが》う自分になれた」という気持ちを十分に味わってください。

言葉を変《か》えることで、違《ちが》う自分に変《か》われるという「うまくいった例《れい》」は、成功体験《せいこうたいけん》として脳《のう》に記憶《きおく》されます。

「こうするとうまくいく」ということがインプットされるのです。

そういうことが増《ふ》えると、不安《ふあん》の回路が弱まって、自分に自信《じしん》が出てきます。

心は言葉で変《か》わっていく。言葉を変《か》えると、世界が変《か》わるのです。

▼苦手な相手には逆転《ぎゃくてん》の発想で向き合う

〝さかさま〟意識《いしき》の効果《こうか》をぜひ実験《じっけん》してみてほしいのが、君を不快《ふかい》な気分にさせる人と接《せっ》するときです。

イヤなことばかり言う、自分の言うことを理解《りかい》してくれない、何かとうるさい、いろいろ振《ふ》りまわす……そんな人がいますよね。

苦手だなあ、嫌《きら》いだなあと思う。

だから、向き合うのをつい避《さ》けてしまいます。

避《さ》けられない相手の場合、仕方ないと思いながらも、気持ちが引けて逃《に》げ腰《ごし》になります。

まず、相手の目を見て話そうとしなくなりますね。会話をしていても、どこか上の空の感じで「早くこの人のそばから離《はな》れたい」と思いながら、つまらなそうに話を聞いているのではないかと思います。

この関係《かんけい》を変《か》えるために、意識《いしき》して逆《ぎゃく》のことをしてみるのです。

その相手のことを好《す》きになるなんて絶対《ぜったい》にムリ？

好《す》きになれとまでは言いません。相手をイヤだと思っていても、相手の言葉に反感をもっていてもいいから、とにかく受け入れるのです。同意するのです。

それをしっかりと言葉で相手に伝《つた》えます。

「あなたの言うとおりですね」

「そのとおりだと思います」

「いいことを教えてくれてありがとうございます」

相手を認《みと》めて、立てるのです。

言ってくれてありがたいと「感謝《かんしゃ》」を言葉にするのです。

そんなことをしたら、言いなりにならなきゃいけなくなる？

それが、そうでもないのです。

自分に逆《さか》らってくると思っている相手が同意してくれると、相手はそれ以上《いじょう》責《せ》め立てようという気にならなくなるものなのです。

「ありがとう」と感謝《かんしゃ》されたら、その関係《かんけい》を悪化させたくないと思うのです。

さかさま忍法《にんぽう》〝同意・感謝《かんしゃ》の術《じゅつ》〟とでも名づけましょうか。

イヤイヤながらという感じが、態度《たいど》に出てはダメです。ちゃんと相手の目を見て言いましょう。

そうすると、変《か》わるのです、相手との関係《かんけい》が。

さかさまの言葉の威力《いりょく》に驚《おどろ》きますよ。試《ため》してみてください。

▼どんな短所も、裏《うら》を返せば長所

悲観脳《ひかんのう》の働《はたら》きが強すぎる人は、自分のいいところを挙《あ》げられません。

これも、さかさまを考えればいいのです。

短所ばっかり……と思っていても、短所は裏《うら》を返せば長所。ひっくり返してみれば、いいところでもあるのです。

いくつか例《れい》を挙《あ》げてみましょう。

「なかなか決断《けつだん》できない、優柔不断《ゆうじゅうふだん》」なのは、「慎重《しんちょう》で思慮深《しりょぶか》い」ということ。

「暗い」のは「落ちつきがある」ということ。

「のめり込《こ》むと周《まわ》りが見えなくなる」のは「集中力がある」ということ。
「飽《あ》きっぽい、長続《ながつづ》きしない」のは「切り替《か》えが速い」ということ。
「がんこ」は「信念《しんねん》がある」ということ。
「せっかち」は「瞬発力《しゅんぱつりょく》、行動力がある」ということ。
「いいかげん」は「おおらか」ということ。

まだまだいくらでも言えます。
つねに「逆《ぎゃく》はどうだ?」「裏返《うらがえ》すとどういうことか?」と考えてみる習慣《しゅうかん》をつけることです。

言葉が豊《ゆた》かになると、視野《しや》が広がり、考え方も自由になります。

▼ほめポイントを見つける

苦手だとか、嫌《きら》いだとか、マイナスの印象《いんしょう》をもっていることに対しては、ついよくないところばかり見てしまいがちです。

でも、そのなかにも、いいところ、ほめポイントが何かあるのではないか。こういう視点《してん》をもってみましょう。

ピーマンが苦手で食べられなかったら、あえてピーマンのいいところを挙《あ》げてみる。「ビタミンたっぷり」とか「栄養価《えいようか》が高い」とか「緑がきれい」とか。あの苦味が嫌《きら》いだとしても、「健康《けんこう》に効果的《こうかてき》な苦味がある」と言えますからね。

数学が嫌《きら》いだとしたら、数学ができるといいことを書き出してみる。「計算に強い」でも、「頭がよさそうに見える」でも、「理系《りけい》に進める」でも、なんでもいいですよ。とにかく挙《あ》げてみる。

自分が嫌《きら》いなものにも、必《かなら》ずいいところはある。評価《ひょうか》すべきところがあるわけです。

嫌《きら》い、苦手と、イヤなところばかりを意識《いしき》するのではなく、それのいいところに目を向ける。自分の感情《かんじょう》と切り離《はな》すのです。

「それはそれ、これはこれ」という視点《してん》。

こうすることで、悪いところばかり見てしまうクセが修正《しゅうせい》されていきます。

究極《きゅうきょく》は、嫌《きら》いな人のほめポイントを見つけだすことですね。

嫌《きら》いという感情《かんじょう》はとりあえず措《お》いておいて、その人のいい点、すごい点を挙《あ》げてみる。いつもいばっている怖《こわ》い部活の先輩《せんぱい》も、何かがすごくうまいとか、ありますよね。ピーマンにしても、数学にしても、嫌《きら》いな人にしても、いいところがちゃんとある。それに気づけて自分で言葉にできる、ということが大切なのです。

相手のほめポイントに目を向けられると、歩み寄《よ》りの一歩です。〝同意・感謝《かんしゃ》の術《じゅつ》〟のときに、そのほめポイントを伝《つた》えてみるのです。

「先輩《せんぱい》のあの技術《ぎじゅつ》、すごいですね」と。

相手との関係《かんけい》が改善《かいぜん》する可能性《かのうせい》がいっそう高くなります。

▼自分を力づけてくれる言葉をたくさんもとう

言葉を変《か》えることで、自分の気持ちも行動も変《か》えられるということがわかりましたか？

ふだん、なにげなく過《す》ごしているなかで、たくさんの言葉と触《ふ》れ合っています。自分の心に刺《さ》さる言葉、ハッとさせられる言葉と出合うこともよくあります。

歌を聴《き》いていたら、自分の気持ちを代弁《だいべん》しているような歌詞《かし》が出てきたということもあるでしょう。

マンガや本の中に、自分が励《はげ》ましてもらっているような気持ちになるセリフが出てくることもあるかもしれません。

いまは、ＳＮＳでみんながさまざまな言葉を発信《はっしん》しています。そういうなかで、グッと来る言葉とめぐり合うことも多いのではないかと思います。

「あっ、いいな」と思ったら、そのままにしてしまうのではなく、メモしたりして集めましょう。

自分にとっての名言、大事な言葉をどんどんためていくのです。それはいろいろな機会《きかい》に、自分を勇気《ゆうき》づけてくれる心の財産《ざいさん》になります。

参考《さんこう》として、いくつか紹介《しょうかい》しましょうか。

●「イライラしても一日、ワクワクしても一日」

不安《ふあん》でいっぱいでイライラしてストレスをためて過《す》ごすのも、期待に胸《むね》をふくらませてワクワク気分で過《す》ごすのも、同じ一日なのです。

だったら、ワクワクして過《す》ごしたいと思いませんか。

「過去《かこ》は過去《かこ》、いまはいま」

なぜ悲観脳《ひかんのう》が優位《ゆうい》になって不安《ふあん》が強くなるかといえば、過去《かこ》の経験《けいけん》などから想定して、「むずかしそうだ」と脳《のう》が決めつけてくるからです。そこで「やっぱりそうか」と思ってあきらめてしまったら、いつまでも変《か》われません。

冒険《ぼうけん》に抑制《よくせい》をかけてくる脳《のう》に対して、「いまの自分は過去《かこ》とは違《ちが》うからね」と過去《かこ》を切り離《はな》す気持ちをもつ。そして、「わたしにはできる」「全部うまくいく」と、明るい未来《みらい》を先にイメージして、いまをそこにひっぱっていく気持ちがもてるようになります。

「なりたい自分になる」「わたしはこうする！」

何かを始めよう、一歩踏《ふ》みだそうとしているときは、できるだけ強い言葉で決意をあらわすといいのです。

「こうしたい」「ああしたい」という「したい」は願望《がんぼう》、希望《きぼう》です。行動しなきゃ、と自分をふるいたたせてくれる力はありません。

「わたしはこうする！」「ぼくはこうなる！」というように、強く言いきるのです。

自分が行動を起こすことにつながる強い言葉を何度も口に出すことによって、覚悟《かくご》、心構《こころがま》えが固《かた》まっていきます。

●「ものは試《ため》しだ」「ダメでもともと」

初《はじ》めてやることなんて、失敗《しっぱい》して当たり前なのです。

何かに挑戦《ちょうせん》するときには、失敗《しっぱい》することを怖《こわ》がりすぎないほうがいいのです。「ものは試《ため》しだ」とか、「ダメでもともと」という気持ちだと、思いきって一歩踏《ふ》みだしやすいですよね。

●「もうちょっとだけやろう」「気楽にやろう」

最初《さいしょ》からすごいことをやろうとすると、くじけやすいものです。「新しいことをやるんだ」と考えすぎても、りきんでしまいます。

いまやっていることのその先、もう半歩先まで手を広げるだけ……そのくらいの気楽な感じで「もうちょっとだけやってみようかな」と考えたほうがいいですよ。

●「大丈夫《だいじょうぶ》！」「できる、できる」「これでいいんだ」

何かに挑戦《ちょうせん》するときに、失敗《しっぱい》や恐《おそ》れに負けないようにするためには、自己肯定《じここうてい》できていることが大事。不安《ふあん》や緊張《きんちょう》で萎縮《いしゅく》しそうな気持ちをほぐして、自分を安心させ、今の自分を認《みと》めて前に進むのです。

●「できないことはできない」

人の頼《たの》みを断《ことわ》れないタイプの人は、この言葉を何度もくり返して自分に言い聞かせましょう。

これはマイナスの言葉ではありません。心の境界線《きょうかいせん》をはっきりさせるため、自分自身を大切にするために、とても大事な言葉です。

●「君にはがんばる力がある！」

「がんばれ」というのは、ちょっと困《こま》ってしまう言葉です。「そんなこと言われても、これまでだってがんばってきた。もうこれ以上《いじょう》がんばれないよ……」という気持ちになってしまうこともあります。

でも、「君にはがんばる力がある！」というのは、「がんばれ」とは違《ちが》います。「そういう力が備《そな》わっているんだから、できるんだよ」とエールを送ってくれている言葉なのです。

なんだかお腹《なか》の底《そこ》のほうからムクムクと力が湧《わ》き上がってくる気がしませんか。

人から言ってもらわなくてもいいのです。

「わたしにはがんばる力があるんだから！」と声に出して言うとか、紙に書いて部屋に貼《は》っておく。そうすると自分で自分を励《はげ》ますことができます。

「人生楽ありゃ、苦もあるさ」

この言葉が好《す》きと言った中学生に「一体どこでこれを知ったの？」と聞くと、おばあちゃんから聞いた、と答えました。その子はすごいおばあちゃん子だったのです。おばあちゃんはテレビドラマの『水戸黄門』が大好《だいす》きで、これはその主題歌に出てくるフレーズでした。

「楽もあれば、苦もある」、当たり前といえば当たり前のことですが、こんな言葉が心にあると、苦しいことも「こんなときもあるよね」と自然《しぜん》と受けとめやすくなります。

●「なんくるないさぁ」

この言葉を教えてくれたのは沖縄《おきなわ》の人です。沖縄《おきなわ》の方言で、「どうにかなるよ（心配するな）」という意味。クヨクヨ悩《なや》む気持ちがゆるやかにほどけていくような温かい言葉です。

文字として見るよりも、沖縄《おきなわ》の人のイントネーションで言ってもらったほうが、効《こう》果《か》が倍増《ばいぞう》しますね。

●「みんなちがって、みんないい」

これは、金子みすゞの詩「私《わたし》と小鳥と鈴《すず》と」の一節《いっせつ》です。

私《わたし》が両手をひろげても、

お空はちっとも飛《と》べないが、
飛《と》べる小鳥は私《わたし》のように、
地面《じべた》を速くは走れない。

私《わたし》がからだをゆすっても、
きれいな音は出ないけど、
あの鳴る鈴《すず》は私《わたし》のように、
たくさんな唄《うた》は知らないよ。

鈴《すず》と、小鳥と、それから私《わたし》、
みんなちがって、みんないい。

みんなと同じでなくていい、それぞれのよさがあるんだという詩です。
どうして自分はほかの人と同じことができないのかと自分を責《せ》めそうになったときには、「みんなちがって、みんないい」と口に出して言ってみるといいでしょう。

●「おれは助けてもらわねェと生きていけねェ自信《じしん》がある！」

ある中学生の男子が教えてくれた言葉で、マンガ『ＯＮＥ　ＰＩＥＣＥ（ワンピース）』の海賊《かいぞく》ルフィのセリフだそうです。

いろいろな困難《こんなん》にぶつかっても、いつも仲間《なかま》がいるから乗り越《こ》えられる。「仲間《なかま》に助けてもらわないと生きていけない自信《じしん》」というところが好《す》きだと言っていました。

「自分の弱さを受け入れた言葉だね」と言うと、何度もうなずきました。

彼《かれ》は自分に自信《じしん》がもてなくて、悩《なや》んでいたのです。自分には取り柄《え》がないと思っていた彼《かれ》は、部活を始めてから仲間《なかま》ができ、仲間《なかま》の存在《そんざい》に救《すく》われました。

自分ひとりでがんばらなくてもいい、仲間《なかま》に助けられて自分がある、と自覚《じかく》できると気持ちに余裕《よゆう》ができますよ。

●「負けろ、負けろ、負けろ」

最後《さいご》に、ぼく自身が気に入っている言葉をひとつ紹介《しょうかい》させてもらいましょう。

ＡＫＩＲＡさんというミュージシャンの「ハイボクノウタ」のなかに出てくる言葉

です。

敗北《はいぼく》の味知るものだけが
人を救《すく》えるから
負けろ　負けろ　負けろ
敗《やぶ》れる痛《いた》みを知りなさい
負けろ　負けろ　負けろ
失《うしな》う勇気《ゆうき》をもちなさい
傷《きず》つく数だけ強くなる

（作詞　作曲　ＡＫＩＲＡ）

この歌を聴《き》いて、心から「いい歌だなあ」とぼくは思いました。
自分に合った生き方や、自分の性質《せいしつ》を知って、等身大の自分が大事だと気づければ、そんなに苦労《くろう》はないわけです。でも、周《まわ》りと比較《ひかく》して、同じようにやらなければいけない、負けてはいけないと思うから、必要以上《ひつようい じょう》に苦しむことになるのです。

負けることによって、自分の限界《げんかい》がわかります。人の痛《いた》みもわかるようになります。勝ったことしかない人は、負ける悔《くや》しさとか、負けた人の心の痛《いた》みに気がつくことができません。負けを知ることで、人の気持ちにも気づけるようになります。

ですから、挫折体験《ざせつたいけん》とか負ける体験《たいけん》をすることが大切なのです。

「負けるが勝ち」とよくいいますが、人生は勝ち負けではないのです。

本当は、「負けるが価値《かち》」なのだとぼくは思っています。

君の背中《せなか》を押《お》してくれる言葉、君にエールを送ってくれる言葉は何ですか？

自分を支《ささ》えてくれるいい言葉で、心をみたしてください。

7

自分をラクにする技術《ぎじゅつ》

何が原因《げんいん》かはわからないんだけど悲しいの
そういうときもあるよね
泣《な》いたらスッキリするかもよ？

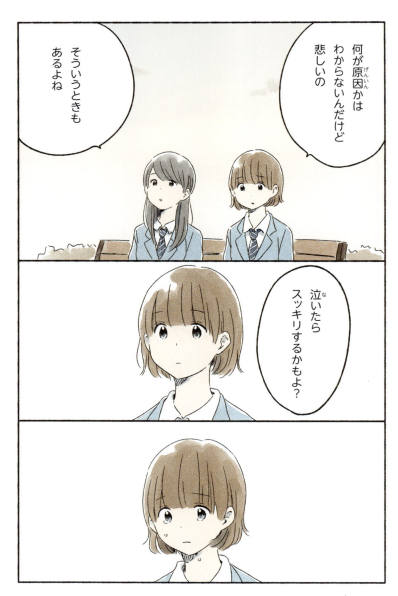

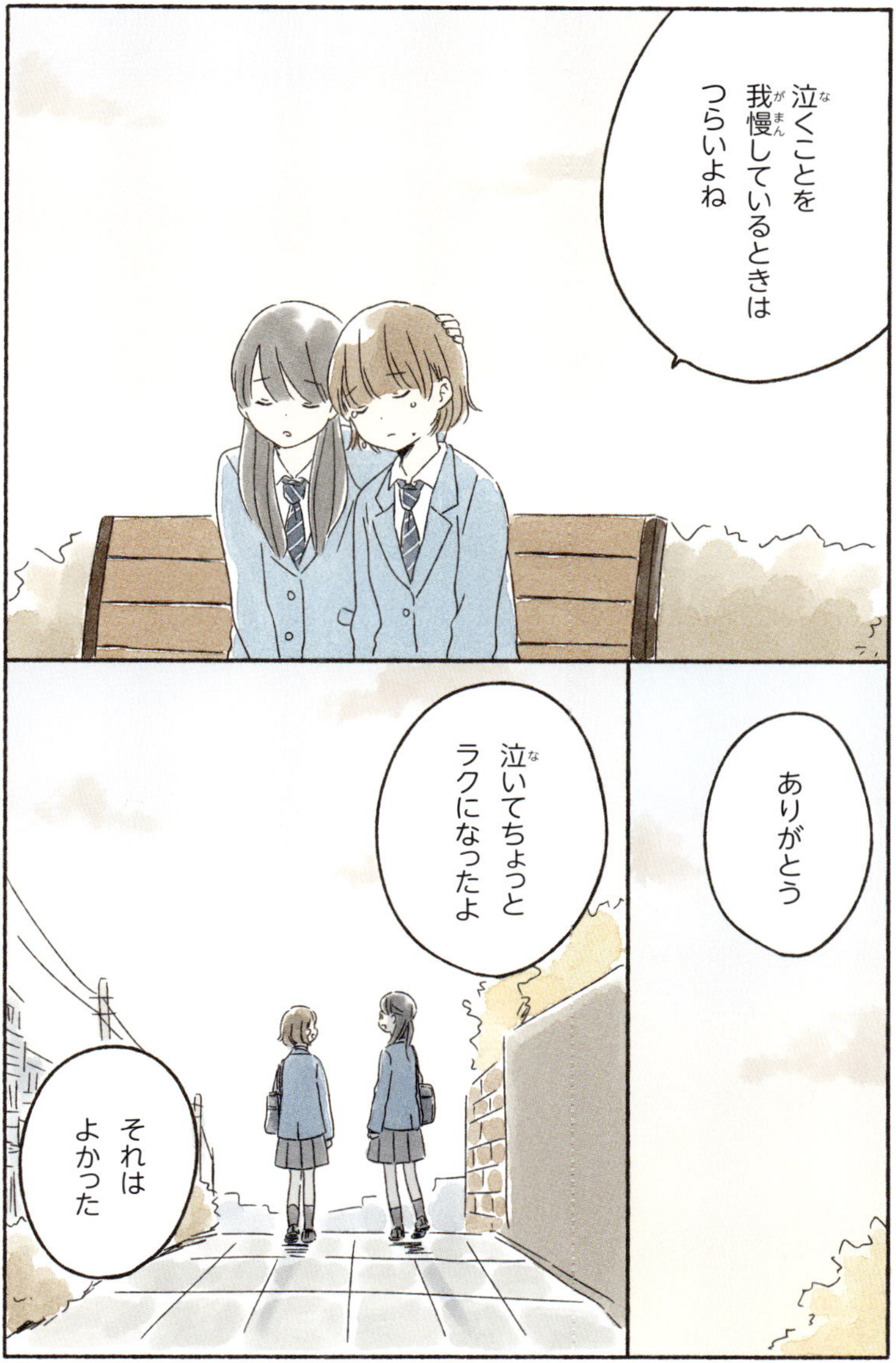
泣《な》くことを我慢《がまん》しているときはつらいよね
ありがとう
泣《な》いてちょっとラクになったよ
それはよかった

▼いまの君に必要《ひつよう》なのは？

どうしたら、いまの生きづらさから抜《ぬ》け出せるのか。

第6章では、言葉を変《か》えることで考え方や行動の習慣《しゅうかん》を切り替《か》えていくやり方を解説《かいせつ》しました。

この章では、さらにほかのいろいろな技術《ぎじゅつ》、技法《ぎほう》を紹介《しょうかい》していきます（自分をラクにする技術《ぎじゅつ》なので、「ラク技《わざ》」と名づけることにします）。

「自分はいままで、こういうことをやっていなかった」と感じることがきっとあると思います。これまでやっていなかったことにこそ、君がつらくなったり疲《つか》れたりしてしまう問題の根っこがある可能性《かのうせい》があります。

いろいろ実行してみて、自分に必要《ひつよう》なものは何かを知り、いまよりずっとラクに生きられるようになるコツをつかんでください。

▼疲《つか》れた自分をしっかり休ませる

不登校《ふとうこう》になって、声も出せないくらいグッタリした様子でクリニックにやってくる人たちがいます。

親も本人も、「学校は行かなければいけないもの」という気持ちが強くあるのが普《ふ》通《つう》の家庭です。ですから「しばらく休みなさい」なんて言ってもらえることはあまりなく、少し調子がよくなったら「行きなさい」ということになります。

本人も、がんばって行こうとするわけです。でも、消耗《しょうもう》してしまってつづかない。身体《からだ》が「もう行けない……」と悲鳴を上げている。こんなケースがよくあります。

身体《からだ》が疲労《ひろう》のアラームを鳴らした段階《だんかい》で十分に休んだほうがいいのです。そうしないと、悪循環《あくじゅんかん》に陥《おちい》ってしまいます。**心の傷《きず》が身体症状《しょうじょう》として出る状態《じょうたい》になっていたら、とにかく「しっかり休む」ことが必要《ひつよう》です。**

といっても、どうすることが「休む」ことなのかよくわからない人も多いでしょう。

家にいてもやることがないので、ついゲームに手が伸《の》びてしまう。

ゲームも、気分転換《てんかん》として少しだけやる程度《ていど》なら、自分を休ませる手段《しゅだん》のひとつになります。けれども、ずっとゲームばかりやるようになって、夜ふかしして、いっそう朝起きられなくなって……となると、完全《かんぜん》によくない流れに向かってしまいます。

ゲーム依存症《いぞんしょう》の状態《じょうたい》になって、心身を休めることにならなくなってしまうからです。

休むとはどういうことなのか。一度、整理しておきましょう。

まずは、睡眠《すいみん》を十分とり、疲《つか》れをとること。10代なら、毎日8~10時間の睡眠《すいみん》が望《のぞ》ましいって知っていますか（↓P47）。

それから、バランスのとれた食事を、3食しっかりとること。

身体《からだ》の緊張《きんちょう》やこわばりをほぐして、リラックスさせること。

そして、ストレスをなくして、心おだやかに過《す》ごすこと。

この条件《じょうけん》をみたすことが、「休養《きゅうよう》する」ということなのです。

ラク技《わざ》ポイント1　しっかり休むとは

①しっかり寝《ね》る
②しっかり食べる
③身体《からだ》の緊張《きんちょう》をほぐす
④ストレスをなくす

▼マイナスの感情《かんじょう》を吐《は》き出す

ストレスを解消《かいしょう》するには、自分にとって何がストレスになっているのかをはっきりさせなくてはいけません。怒《いか》り、不満《ふまん》、不安《ふあん》など心の中にあるマイナスの感情《かんじょう》を、すべて吐《は》き出す必要《ひつよう》があります。

だれかに話を聞いてもらう。

文章にして書く。

自分はどちらのほうが吐《は》き出しやすいか、考えてみましょう。

ストレスというのは、自分ではっきり気がついているものばかりではありません。

話したり書いたりすることで、「ああ、そうか。自分はこういうことをつらいと感じていたんだな」と気づくこともあります。**心のモヤモヤを言葉として〝結晶化《けっしょうか》〟させ、吐《は》き出すことから心の治癒《ちゆ》が始まるのです。**

実は、「泣《な》く」ことにも吐《は》き出し効果《こうか》があります。涙《なみだ》をグッとこらえるのではなく、思いっきり声を出して泣《な》く。**泣《な》いて、泣《な》いて、泣《な》き尽《つ》くすと、心は雨上がりのようにスッキリします。泣《な》くことには、ストレスを洗《あら》い流してくれる効果《こうか》があるのです。**

悲しいとき、つらいときは、ガマンしないで泣《な》いてしまったほうがいいですよ。そのほうがストレスをため込《こ》まないで済《す》みます。

泣《な》くなんて弱虫みたい？

いいえ、それは自然《しぜん》なこと。そうやって自己調節《じこちょうせつ》するために、涙《なみだ》は出てくるのです。

もうひとつの手が、「息を吐《は》き出す」こと。

普通《ふつう》に呼吸《こきゅう》をしているときは、息を吸《す》うとか吐《は》くということをとくに意識《いしき》していませんね。でも、ストレスを吐《は》き出したいときには、大きく息を吸《す》って、長く息を吐《は》くのです。

「ハァ〜〜〜〜〜」でも、「フゥ〜〜〜〜〜」でもいいです。「もうこれ以上《いじょう》吐《は》けない」というくらいまで吐《は》き出してください。身体《からだ》の中から、悪いものを全部吐《は》き出してしまうイメージです。

長く吐《は》ききると、大きく息が吸《す》えます。吐《は》く息とともに、マイナスの感情《かんじょう》が吐《は》き出されていきます。悪いものをみんな吐《は》き出したあと、新鮮《しんせん》な空気が体内にたくさん入ってくる。息の入れ替《か》えが気持ちの切《き》り替《か》えにもなるのです。

ラク技《わざ》ポイント2　マイナスの感情《かんじょう》を吐《は》き出す

①人に話す
②書く
③泣《な》く

④息を大きく吐《は》く

▼背中《せなか》の緊張《きんちょう》をほぐす

背中《せなか》が丸まって猫背《ねこぜ》になって、背中《せなか》、肩《かた》、首がガチガチに固《かた》まっているのをほぐす簡単《かんたん》リラックス法《ほう》をお教えしましょう。

●すわってゆらゆら運動

①イスにすわり、背《せ》もたれに寄《よ》りかからないで背筋《せすじ》を伸《の》ばします。

②腰《こし》のうしろに両手のひらを当て、腰《こし》を小刻《こきざ》みに左右に揺《ゆ》すって動かします。最初《さいしょ》は手のほうが温かいですが、腰《こし》のほうが温かくなってきたと感じるまでやってください。

③次に、おへそとみぞおちの間に手のひらを当て、左右に小さく揺《ゆ》らします。

④さらに、鎖骨《さこつ》の下あたりに手のひらを当て、左右に押《お》したり、回転させて押《お》したりします。

● 寝《ね》てゆらゆら金魚運動

①仰向《あおむ》けに寝《ね》ます。足は肩幅程度《かたはばていど》に開いてください。

②両手を首の後ろで組みます。このとき、ひじは床《ゆか》につけないで軽く浮《う》かせます。

③組んだ両手と腰《こし》を、ゆらゆらと小さく動かします。金魚が泳いでいるところをイメージしましょう。

④腰《こし》の動きにくい人は、ひざを立て、足の裏《うら》にクッションなどを当てて腰《こし》が少し浮《う》くようにすると動かしやすくなります。

整体やマッサージなどのプロの人は力を入れてほぐす施術《せじゅつ》をしますが、自分でやる場合には、大きく腰《こし》を動かすのではなく、小さく動かすところがポイントです。緊張《きんちょう》して固《かた》まっているところは、さわると冷《つめ》たくなっています。こわばりがほぐれると、必《かなら》ず温かくなります。

● ラク技《わざ》ポイント3　背中《せなか》の緊張《きんちょう》をほぐす

①小さく揺《ゆ》する

②温かくなったかが目安

▼ふくらはぎをゆるませて血行をよくする

「起立性調節障害《きりつせいちょうせつしょうがい》」で朝がつらくて仕方ないという人の場合、血行がよくないことがひとつの原因《げんいん》です。

足のほうに血液《けつえき》がたまりやすく、頭のほうにいきにくい傾向《けいこう》があります。血のめぐりをよくするためには、ふくらはぎをもむといいでしょう。

床《ゆか》にすわって、足をリラックスさせた状態《じょうたい》で、ふくらはぎをさわってみてください。力を入れていないのに、かたくありませんか？

筋肉《きんにく》だと思っているかもしれませんが、足をリラックスさせているときには筋肉《きんにく》には力が入っていませんから、やわらかいはずなのです。

ふくらはぎは「第2の心臓《しんぞう》」と呼《よ》ばれています。それは、体内を循環《じゅんかん》している血液《けつえき》が、足からまた上がっていくとき、ふくらはぎの筋肉《きんにく》がギュッと押《お》し上げて心臓《しんぞう》に戻《もど》すポンプの役割《やくわり》をはたしているからです。

そのふくらはぎが、筋肉《きんにく》に力を入れないときでもかたいのは、血流がそこにたまりがちで、血行が悪くなってしまっているのです。

血流がよくなると、朝の血圧《けつあつ》の低《ひく》さが調整され、めまいや頭痛《ずつう》が減《へ》るでしょう。

①まず、左足の足首のあたりからひざの関節《かんせつ》の下あたりまでを、下から上に手でゆっくりもみ上げます。

②左足が終わったら、同じように右足をもみます。

もんで筋肉《きんにく》がほぐれると、筋肉《きんにく》の押《お》し上げる力が戻《もど》り、血行を促《うなが》そうとする働《はたら》きが回復《かいふく》します。

むくみもとれ、足が少しシュッとして細くなる気がします。

●ラク技《わざ》ポイント4　ふくらはぎをもむ

①カチカチのふくらはぎは血行がよくない証拠《しょうこ》

②足首からひざ下まで、下から上へともむ

▼生活のリズムを整える

心身を休ませるためにはしっかり睡眠《すいみん》をとることが大切ですが、どんな時間に寝《ね》てもいいわけではありません。

夜に起きていて昼間寝《ね》るような、昼と夜が逆転《ぎゃくてん》した生活は、体内時計を乱《みだ》し、自律《じりつ》神経《しんけい》のバランスを乱《みだ》します。

身体《からだ》のなかには、体内のリズムを調整するため、いくつもの体内時計があります。その体内時計が「朝がきた」と感知すると、活動をうながす交感神経《こうかんしんけい》が働《はたら》きはじめます。

しかし、昼も夜もカーテンを閉《し》めきった部屋にいて、本来は副交感神経《ふくこうかんしんけい》が働《はたら》くはずの夜中にネットやゲームをし、昼間寝《ね》るといったことをしていると、体内時計が混乱《こんらん》し、自律神経《じりつしんけい》は調節《ちょうせつ》の仕方がわからなくなってしまうのです。

朝起きたらカーテンを開け、外の光を入れる。朝日を浴《あ》びることは体内時計を整えるためにとても大事なこと。

朝ごはんを食べることも、体内時計を整えることになります。目が覚《さ》めて、エネルギー源《げん》となるものを取り入れることで、活動を開始する時間だということを自律神経《じりつしんけい》が身体《からだ》の各部《かくぶ》の細胞《さいぼう》に伝《つた》えるのです。

同じように、昼食の時間、夕食の時間、寝《ね》る時間を一定にすることは、自律神経《じりつしんけい》のバランスを乱《みだ》さないためにとても重要《じゅうよう》です。

「規則正《きそくただ》しい生活をしなさい」というのは、子どものころからずっと言われつづけてきたことですね。「なんの意味があるの？」と思っていた人もいるかもしれません。

それは、体内時計を狂《くる》わせないようにしようということなのです。

体調が悪くなって学校を休みがちになる人のなかには、「夜眠《ねむ》れない」という人がかなりいます。寝《ね》ようとしてもなかなか寝《ね》つけないとか、何度も目が覚《さ》めてしまう。そのため、朝起きられなかったり、昼間眠《ねむ》くなったりするのです。

その原因《げんいん》のひとつとして、身体《からだ》を動かしていないということも挙《あ》げられます。

昼間、適度《てきど》に身体《からだ》を動かしてエネルギーを燃《も》やすから、疲《つか》れて夜眠《ねむ》れるのです。

10代の身体《からだ》は、若《わか》いエネルギーにあふれています。外に出ずに一日中ずっと室内にこもっている状態《じょうたい》だと、エネルギーが発散《はっさん》されません。体内にエネルギーが充満《じゅうまん》したままです。脳《のう》や心はストレスで疲《つか》れていても、身体《からだ》は疲《つか》れていないというアンバランスが生じます。

この過剰《かじょう》にたまったエネルギーが、自律神経《じりつしんけい》のリズムを乱《みだ》す原因《げんいん》にもなります。また、身体《からだ》を動かさないので血のめぐりが悪くなり、下半身に血流がたまりやすくなります。

早寝早起《はやねはやお》き、バランスのよい食事、適度《てきど》な運動で生活のリズムを整えることは、自分の身体《からだ》と心をラクにしていく基本《きほん》です。

●ラク技《わざ》ポイント5　生活のリズムを整える

①決まった時間に起きる
②朝日を浴《あ》びる
③朝ごはんをちゃんと食べる
④適度《てきど》な運動をする

▼思いこみやこだわりを手放す

不安《ふあん》が強い人というのは、自分に厳《きび》しすぎるところがあります。「こうでなくてはダメ！」と強く思いこんで、自分で自分のハードルを上げてしまいがちなのですね。

そして、自分の考えているようにできないと、「自分はダメな人間だ」と考えてしまう。「そんな自分は価値《かち》がない」という考えにも陥《おちい》りやすい。

完璧《かんぺき》を求《もと》める気持ちが強すぎるのです。

いつでも「100点をとらなくちゃ」と思いつづけているのは、しんどいことです。それに、テストには正解《せいかい》がありますが、日常《にちじょう》生活のなかでは「何が正解《せいかい》なのかわからない」ことばかり。だから、100点を目指すのはそもそも不可能《ふかのう》なことなのです。

「できなきゃダメ」と自分で勝手に決めつけて、自分にダメだしする心のクセ、それが自分を不必要《ふひつよう》に苦しくさせていることに気づければ、変《か》わっていけます。

「こうでなければならない」「こうするべきだ」という思いこみを手放しましょう。

たとえば、「学校は行かなくてはいけないもの」と思いこんでいるから、ガマンしているうちにどんどんつらくなって身体《からだ》にも影響《えいきょう》が出てきてしまうのです。

いじめがあるのに、つらい思いをしてそのまま学校に行きつづけなければならない理由はありません。転校することもできるし、ムリをして学校に行かなくても、ほかにも道はあります。

本当につらいことからは逃《に》げていいのです。いえ、逃《に》げなくてはいけません、自分を守るために。生きてさえいれば、なんとでもなるのだから。

「これでなくてはダメ」「こうするしかない」なんてことはないのです。

いつのまにか自分がもってしまった思いこみを手放すためには、いまの自分の状況《じょうきょう》を、ありのままに受けいれる気持ちが必要《ひつよう》です。

「学校、しんどい。これ以上《いじょう》行けそうにない」と感じている現実《げんじつ》を、自分自身で受けいれるのです。

行けないことはダメなことではないし、行けなくなった君は価値《かち》のない人間でもない。そして、学校は何がなんでも行かなくてはいけないところでもない。うまくできないことは、恥《は》ずかしいことではありません。大事なことは、できない自分を素直《すなお》に認《みと》めて、受けいれることなのです。

ラク技《わざ》ポイント6　思いこみやこだわりを手放す

①「こうしなきゃダメ」「こうするしかない」と考えない
②いまの自分をありのままに受けとめる

▼先の見通しをよくする

おばけ屋敷《やしき》って、入ると真っ暗ですよね。何も見えない。

あれは、暗いからものすごく怖《こわ》いのです。明るくて、どこからどんなものが出てくるかが見えていたら、全然怖《ぜんぜんこわ》くない。

つまり、先が見えない、何が起こるかわからない状態《じょうたい》だと、怖《こわ》さというのは何倍にもふくれ上がるのです。

不安《ふあん》も同じです。先の見通しが明るければ、不安《ふあん》な気持ちは和らぎます。

いじめがつらくて、学校を休みがちになった、とします。自分の前に「学校に行かなければならない」という選択肢《せんたくし》しかなかったら、絶望的《ぜつぼうてき》な気分になります。行きたくない。行くか行かないかだったら、行かないほうしか選《えら》びたくない。だから、不登校《ふとうこう》、ひきこもりへの道をまっしぐら、になってしまいます。

なにも、不登校《ふとうこう》、ひきこもりがいいと思ってそうしているわけではありません。先行きが見えなくて不安《ふあん》で仕方ないのです。

だけど、ほかにも選択肢《せんたくし》はあると考えられたら、どうですか。

「だったら、別《べつ》の学校に行けばいい」

「学校に行かなくても通信《つうしん》教育もある」

「フリースクールもある」

そういうことを知ることができたら、先の見通しが明るくなる。そうすれば、いまの状況《じょうきょう》に対する受けとめ方も変《か》わってきます。少なくとも絶望的《ぜつぼうてき》にはなりません。

先の見通しをよくするためには、「知る」ことが大切です。

きみたちの倍以上《いじょう》の年月を生きてきている大人は、君たちよりも先を見通すための情報《じょうほう》をいろいろもっています。

先の見通しについて情報《じょうほう》をもっている大人の言うことに、耳を傾《かたむ》けてください。

先の見通しを明るくする方法《ほうほう》が、もうひとつあります。

それは予行演習《えんしゅう》すること。不安《ふあん》なことをやる前には、まずシミュレーションして、起こりそうなことを予測《よそく》して、予行演習《えんしゅう》をしてからやるのです。

練習段階《だんかい》でたくさん失敗《しっぱい》しておいて、失敗《しっぱい》のあとをどうカバーするかの練習も積《つ》んでおけば、怖《こわ》さがなくなります。おばけの正体を見てしまったようなもの。緊張《きんちょう》でガチガチになるようなこともなくなります。

ラク技《わざ》ポイント7　先の見通しをよくする

①いろいろな選択肢《せんたくし》の情報《じょうほう》を知る

②シミュレーションして練習をしてから臨《のぞ》む

▼相談できる人を見つける

10代の君たちの知っている世界は、まだまだ狭《せま》いです。バカにしているわけではないですよ、ただ事実を伝《つた》えているだけです。

「このつらさをわかってもらえる人なんか、いないに決まっている」

そう考えているのは、自分の思いこみを手放せていないからです。

「相談できる場所なんか、自分にはどこにもない」

いいえ、いまは身近にいない気がしているでしょうが、必《かなら》ず相談できる場は見つかります。

いまはまだめぐり合っていないだけ。

ひとりでかかえ込《こ》んで悩《なや》まないで、相談することです。先行きを見通せるような情報《じょうほう》を自分に与《あた》えてくれる人、新しい風を入れてくれる存在《そんざい》は必《かなら》ずいます。

「自分は普通《ふつう》じゃない」と思うと、どんどん相談できない気持ちになってしまいます。

たとえば「解離性障害《かいりせいしょうがい》」といって幻聴《げんちょう》、幻覚《げんかく》、妄想《もうそう》などの症状《しょうじょう》が出ることがあります。「自分はおかしい」「こんなヘンなこと、人に言っても信《しん》じてもらえるはずがない」と、ひとりで苦しんでいる人がたくさんいます。

でも、精神科《せいしんか》の専門家《せんもんか》の立場からすれば、少しも特殊《とくしゅ》なことではありません。ある条件《じょうけん》がそろうと、そういう症状《しょうじょう》が出やすくなることがわかっています。一緒《いっしょ》に治《なお》していくことができるのです。

解離《かいり》とは、自分では状況《じょうきょう》を受けとめられなくなったときの防衛《ぼうえい》システムだといいました（↓P60）。

解離《かいり》が起こる人には、「人から見捨《みす》てられるのでは？」「嫌《きら》われるのでは？」という不安《ふあん》、相手の意《い》にそわないと「傷《きず》つけられるに違《ちが》いない」という恐怖《きょうふ》が強くあります。

そのため、「過剰同調性《かじょうどうちょうせい》」といって、目の前の相手や周囲《しゅうい》の人に過剰《かじょう》に気を遣《つか》って、合わせようとするところがあります。つねに相手に同調しつづけることで、自分の意《い》志《し》や考えなのか、相手の意志《いし》や考えなのかが、しだいによくわからなくなってしまう傾向《けいこう》があるのです。

これにより、自分というものがますますなくなってしまう。

たとえば、生まれつき敏感《びんかん》な気質《きしつ》のＨＳＰの人も、理解《りかい》と愛情《あいじょう》を注がれてすこやかに育ったときは、その資質《ししつ》がプラスに作用して才能《さいのう》が開花しやすいのですが、過敏《かびん》さをネガティブなものととらえて、ガマンを強いられることが多い育ち方をすると、解《かい》離《り》が起こりやすいといわれています。

解離《かいり》を起こした人にとって、いちばん必要《ひつよう》なのは、自分の体験《たいけん》をだれかに聞いてもらうことです。心を開いて、話せる相手がいることで、安心できる場というものを感じることができる。それが感じられないと、治療《ちりょう》はなかなかむずかしいのです。

自分が安心できる居場所《いばしょ》とは、自分が他者に受け入れられ、認《みと》められる関係《かんけい》のなかで、自分を素直《すなお》に表現《ひょうげん》できる場所なのです。

ひとりで悩《なや》まないで、相談すれば、解決方法《かいけつほうほう》は見つかります。

相談相手を見つけるためには、心を開くことが必要《ひつよう》です。

ドアを閉《と》ざした内側《うちがわ》にいて、「助けてくれる人なんていない」と言っていても、出会えないのは当たり前です。

すぐそこに相談できる人がいるのに、心を閉《と》ざしていることで、救《すく》いの手に気づけないことがあります。

「あの人のおかげで、つらいトンネルの中から抜《ぬ》け出せました」という話を、ぼくはこれまでに本当にたくさんの人から聞いています。

心のトビラを開けましょう。

理解《りかい》してくれる人は必《かなら》ずいますから。

● **ラク技《わざ》ポイント8　相談できる人を見つける**

①相談できる相手、場所は必《かなら》ずある
②心を開け！

▼環境《かんきょう》は自分で選《えら》べる

ＳＮＳが自分を苦しめる装置《そうち》になることもありますが、救《すく》いの道を広げてくれることもあります。学校には自分を支《ささ》えてくれる友だちがいなかったとしても、ネット上で同じような境遇《きょうぐう》や特性《とくせい》で悩《なや》んでいる仲間《なかま》と知り合い、共感《きょうかん》し合い、支《ささ》え合うことができます。

これはいまの時代のとてもいいところです。

君を苦しめる人を、友だちと呼《よ》ぶ必要《ひつよう》はありません。ムリをして付《つ》き合う必要《ひつよう》はない。

友だちがたくさんいるほうがいいなんて、だれが決めたのでしょう?

本音で付《つ》き合える友だちが、ひとりでもふたりでもいれば、それで十分です。

友だち付《づ》き合いできる相手かどうかは、自分で判断《はんだん》できることとです。

同じように、家族との関係《かんけい》だって、自分で判断《はんだん》していいのですよ。君を苦しめるのであれば、親ともムリをして一緒《いっしょ》にいることはないのです。

なぜこんなことを言うかというと、家庭の問題が大きなストレスになっている人がけっして少なくないからです。

両親の不和《ふわ》、離婚《りこん》、再婚《さいこん》などによって家庭環境《かんきょう》が変《か》わると、その影響《えいきょう》をもろに受けるのが子どもたちです。あるいはまた、両親はいても、親から過剰《かじょう》な干渉《かんしょう》、束縛《そくばく》を受けつづけて、苦しくてたまらなくなっている人もいます。

親に養《やしな》われている未成年《みせいねん》の立場とはいっても、自分を苦しめる環境《かんきょう》にガマンしつづけなくてはいけないなんてことはないのです。

「生きていくための安心で安全な環境《かんきょう》」は、自分自身で選《えら》ぶことができるのです。このことをしっかり覚《おぼ》えておいてください。

相談できる大人がいれば、どういう可能性《かのうせい》が考えられるかを教えてもらうこともできます。

親、家族は大切な存在《そんざい》です。相手も大切ですが、自分自身も大切にしなくてはいけません。

● **ラク技《わざ》ポイント9　環境《かんきょう》は自分で選《えら》べる**

①自分にとって「安心・安全」な場所か？
②未成年《みせいねん》だって、環境《かんきょう》は自分で選《えら》びとれる

▼人間以外《いがい》に目を向ける

なぜストレスに苦しむのか、そこにはいつも「人」がかかわっています。人と比《くら》べてどうだとか、人に何かされるとか、人間はひとりでは生きていけませんが、たえず人とのかかわりがあるために、ストレスも生じるのです。

ですから、ストレスを解消《かいしょう》するために「人間以外《いがい》のものに意識《いしき》を向ける時間をもつ」のもひとつのやり方です。

たとえば、動物と触《ふ》れ合う。ペットと過《す》ごすことは気持ちがいやされますよね。犬でも、猫《ねこ》でも、ウサギでも、鳥でもいい。動物を飼《か》って、世話をすることをお勧《すす》めします。

自分の気が向いたときだけ「かわいい、かわいい」と相手にするのではなくて、ごはんをあげたり、排泄《はいせつ》の世話をしたりと、きちんと面倒《めんどう》を見てあげましょう。

動物を飼《か》うということは、責任《せきにん》をもって世話をしてあげなくてはいけないということです。ごはんをあげるのを忘《わす》れたら、弱って死んでしまいます。

自分のことだけに心を悩《なや》ませるのではなく、世話をする対象《たいしょう》がいることは、自分だけの閉《と》じた世界から一歩外に出た視点《してん》をもつことになります。

自分がどんなにかわいがっても、それが伝《つた》わらないこともあれば、やってはいけないといくら言っても、困《こま》ることをすることもあります。それを引き受けていくなかで、自分には自分の都合があるけれど、相手にも相手の都合があるということに気づかされます。それは動物だって、人間だって同じ。相手の立場や相手の都合ということに目を向けられるようにもなります。

動物の世話をすることは、そういう理性《りせい》を育んでくれるのです。

世話をするためには、自分の生活のリズムも整えていく必要《ひつよう》があります。犬の散歩《さんぽ》に行くのは、日ざしを浴《あ》び、外の空気を吸《す》うことになりますから、体内時計の調節《ちょうせつ》にもつながります。

スケールの大きな大自然《だいしぜん》に興味《きょうみ》をもつのもいいでしょう。

海が好《す》きだったら、海の生き物の生態系《せいたいけい》に関心《かんしん》を広げてみるとか。

空をながめるところから、雲や天気に関心《かんしん》をもつとか、星や月、宇宙《うちゅう》に関心《かんしん》をもつとか、とにかくそういったスケールの大きな視点《してん》をもってみてはどうでしょうか。ものの見方、とらえ方が変《か》わりますよ。

宇宙的《うちゅうてき》な尺度《しゃくど》で人間をとらえたら、人間なんて実にちっぽけな存在《そんざい》。人類《じんるい》の歴史《れきし》も、ものすごく短いもの。人の一生なんて、それこそあっという間です。

そういう知識《ちしき》がいろいろ身についてくると、自分のかかえている問題に対して、いまよりも冷静《れいせい》な目、俯瞰的《ふかんてき》な目をもつことができるようになります。

自分は何に興味《きょうみ》をもつタイプなのかというところから、自分の好《す》きな世界というものが見えてくるかもしれません。それは君らしさを見つける第一歩でもあります。

●ラク技《わざ》ポイント10　人間以外《いがい》に目を向ける

①動物と触《ふ》れ合う
②大自然《だいしぜん》に目を向ける

8

自分を
好《す》きになろう！

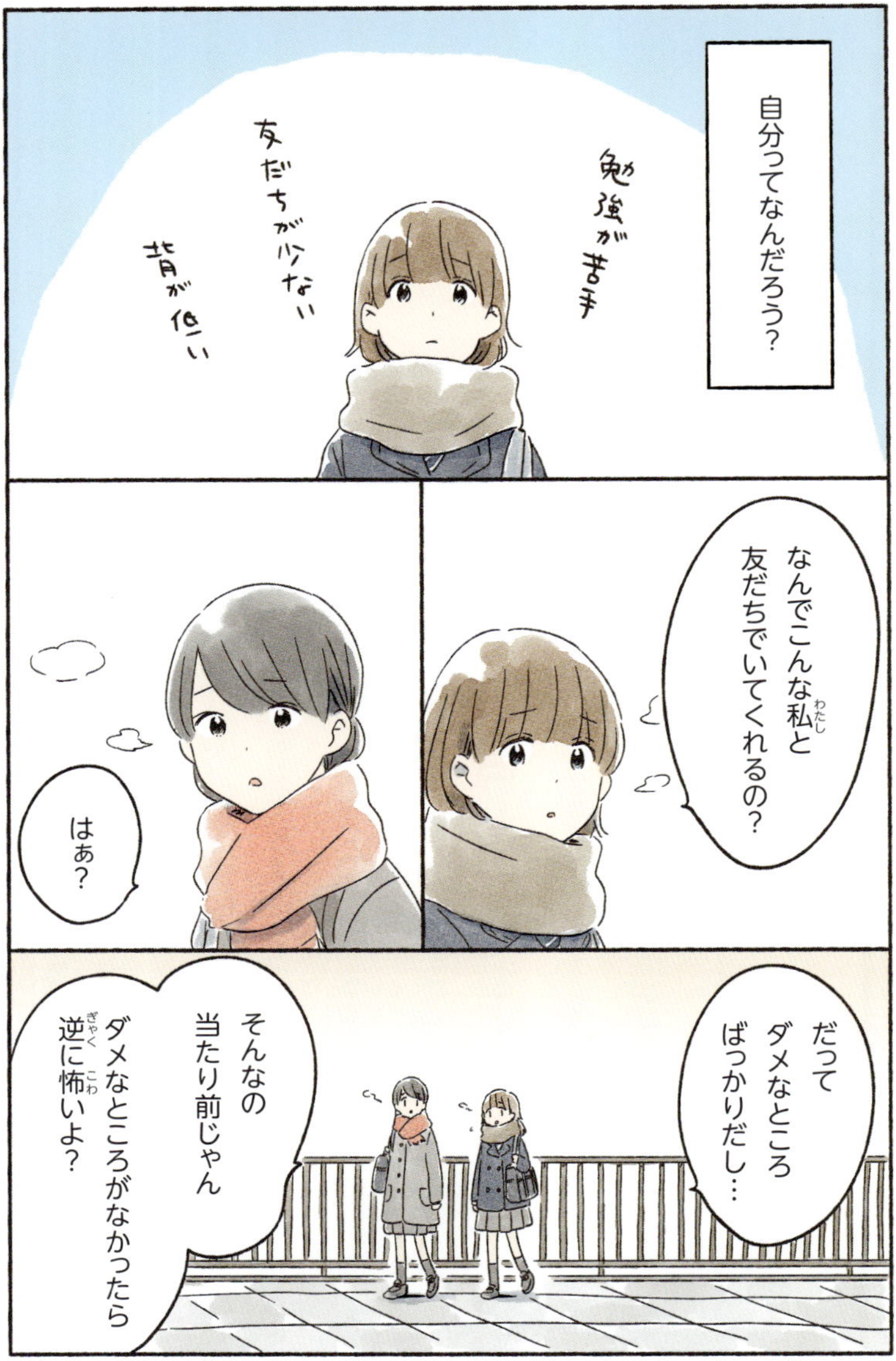
自分ってなんだろう？
勉強が苦手
友だちが少ない
背が低い
なんでこんな私《わたし》と友だちでいてくれるの？
はぁ？
だってダメなところばっかりだし…
そんなの当たり前じゃん
ダメなところがなかったら逆《ぎゃく》に怖《こわ》いよ？

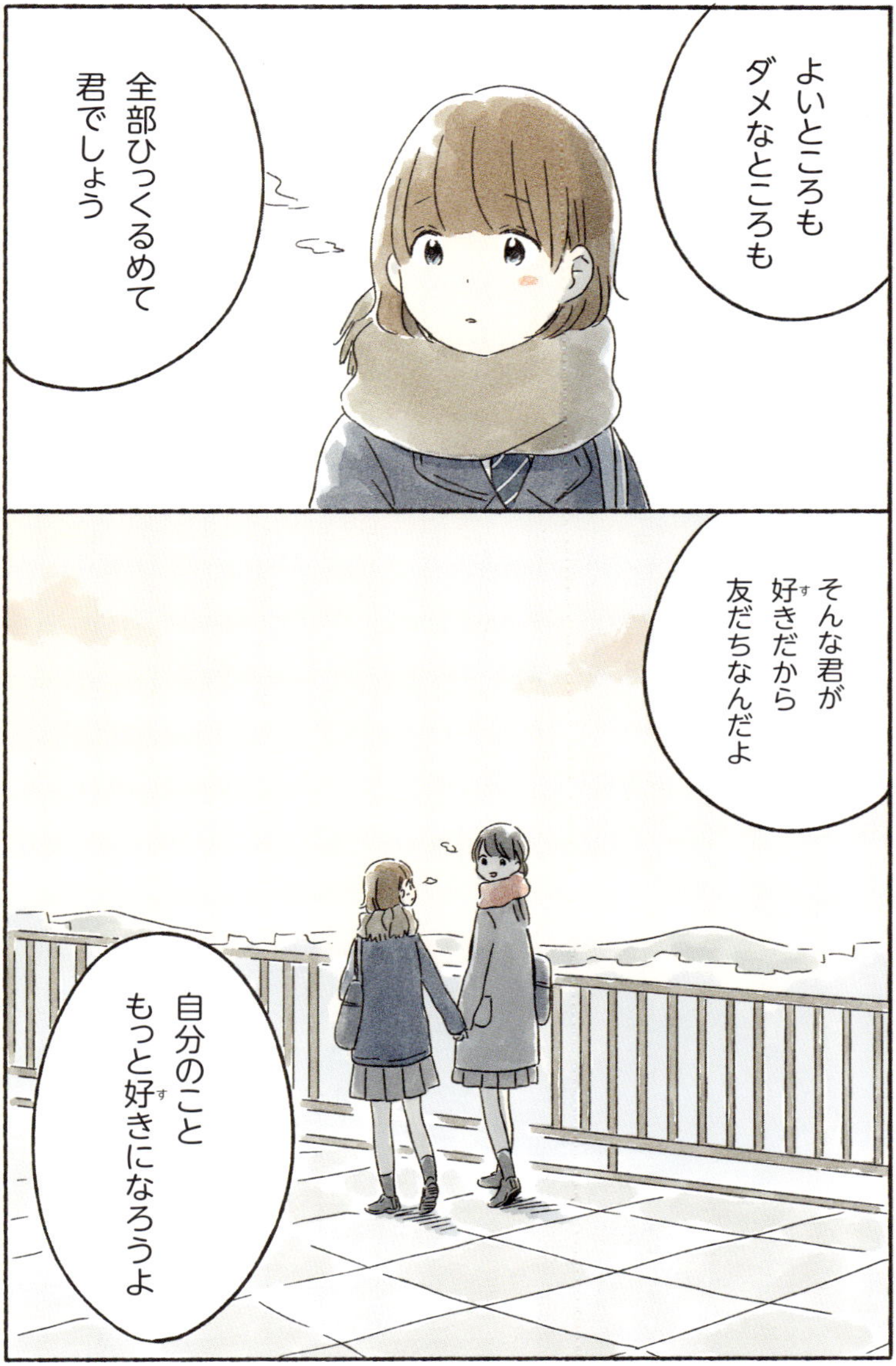
よいところも
ダメなところも
全部ひっくるめて
君でしょう
そんな君が
好《す》きだから
友だちなんだよ
自分のこと
もっと好《す》きになろうよ

▼自分のこと好《す》きですか？

最後《さいご》に、もうひとつ君たちに伝《つた》えておきたいことがあります。

それは、「自分を好《す》きになろう！」ということ。この本の締《し》めくくりにぼくから提《てい》案《あん》するのは、みんなもっと自分を好《す》きになることを目指そうよ、ということです。

君はいま、自分のことが好《す》きと自信《じしん》をもって言えますか？

首をかしげている人が多いのではないかな。

「あれができないし、これもできないし、こんなところがよくないし……」

自分のマイナスポイントばかりに目が向いて、「こんな自分が嫌《きら》い」と言う人が多いのではないかと思います。

実はこれ、君だけのことではなくて、日本人の特徴《とくちょう》としてよくいわれていることなのです。

自分のことを大事に思う気持ちのことを「自尊感情《じそんかんじょう》」といいます。海外の子どもたちと比《くら》べると、日本の子どもたちは全体的《ぜんたいてき》に自尊感情《じそんかんじょう》が低《ひく》めなのです。しかも、思春期を迎《むか》える10代ぐらいになると、自尊感情《じそんかんじょう》がますます下がってしまう人が多い。そういう傾向《けいこう》が明らかになっているのです。

自尊感情《じそんかんじょう》と密接《みっせつ》に結《むす》びついているのが、「自己肯定感《じここうていかん》」です。自分自身のあり方を認《みと》めて受けいれる気持ちのこと。

自尊感情《じそんかんじょう》が低《ひく》く、自己肯定感《じここうていかん》がもてないと、自分に自信《じしん》がもてず、ものごとに対するやる気が出にくくなります。「自分にできるわけがない」とあきらめてしまいやすいからです。

さらには、生きていることに意味や価値《かち》が感じられなくなり、自傷行為《じしょうこうい》をしてしまいやすくなります。

将来《しょうらい》への夢《ゆめ》や希望《きぼう》に輝《かがや》いていてほしい10代が、自分を嫌《きら》いだと感じ、人生を絶望的《ぜつぼうてき》にとらえてしまう。これはたいへん悲しいことです。

なんとかしたい。生きることに前向きになってほしい。「人生って楽しいな、悪く

てしまうクセがつきます。第4章で説《せつ》

いのです。

。

性」です。

ら「和を以《もっ》て貴《とうと》しとなす」といって、

い」という風潮《ふうちょう》があります。

」ことになりやすい。

摘《てき》するよりは、できるだけ波風を立て

心配になる。

いく時期にこういう思考のクセがつく

出さないほうが無難《ぶなん》だという気風がで

ないな」と思えるようになってほしい。
それには、「自分をもっと好《す》きになる」
いか、とぼくは考えているのです。

▼自分軸《じぶんじく》と協調性《きょうちょうせい》

日本の10代は、なぜ自尊感情《じそんかんじょう》や自己肯《じここう》
その理由を考えるうえでのひとつのキ
自分軸《じぶんじく》の弱い人が増《ふ》えているのです。
子ども時代の主観《しゅかん》中心の世界から、客《きゃっ》
という概念《がいねん》が芽生《めば》えてくる時期。よく「
者との関係性《かんけいせい》のなかで自己《じこ》の中心となる
すね。
しかし、自分に対するマイナス感情《かんじょう》が
認《みと》め、肯定《こうてい》していく心の柱ができません

るわけです。

変《か》わるというのは、ワクワクすることでもありますが、不安《ふあん》なことでもあります。いまよりもっとつらいことが起きるかもしれない、恥《は》ずかしいことがあるかもしれない、人から嫌《きら》われてしまうかもしれない、そういった怖《こわ》さが付《つ》き物です。

自分にはムリかもしれない、いまのままのほうがまだマシかもしれない……そういった思いが、ブレーキをかけようとします。

それでもためらわずに新しい状況《じょうきょう》に向かっていくには、**いまよりもっといい明日が来ると信《しん》じて、「変《か》える勇気《ゆうき》」をもつ**ことが必要《ひつよう》なのです。

自分をひっくり返すくらいグラグラと揺《ゆ》さぶり、新しい自分になることを、ぼくは「大反転」と呼《よ》んでいます。

自分を変《か》えるとは、**本当の自分になっていくこと、目指している自分の姿《すがた》に近づいていくこと**です。

君たちには未来《みらい》があります。自分のなりたい姿《すがた》をイメージして、それに近づいていってください。

みんな、この世に生をうけた『世界に一つだけの花』。それぞれがそれぞれの特性《とくせい》を活かして、自分という花を咲《さ》かせていく。元気のないしおれた花ではなく、イキイキとした花を咲《さ》かせましょう。

さあ、勇気《ゆうき》をもとう。
上を向こう。
手を広げ、大きく息を吸《す》ってみよう。
そして、笑顔《えがお》をつくってごらん。
大丈夫《だいじょうぶ》、君は跳《と》べるよ！
大丈夫《だいじょうぶ》、君は変《か》われるよ‼

長沼睦雄《ながぬまむつお》

10代のための困《こま》ったときの相談先

・チャイルドライン～ 18さいまでの子どもがかけるでんわ～

「学校に行きたくない」など、どんな子どもの声も受け止める。

ネットでつながることもできる（https://childline.or.jp/）。

電話：0120-99-7777

運営《うんえい》：特定《とくてい》非営利《ひえいり》法人《ほうじん》チャイルドライン支援《しえん》センター

・24時間子供《こども》SOSダイヤル

いじめやそのほかの子どものSOS全般《ぜんぱん》。

電話をかけた地域《ちいき》の教育委員会の相談機関《きかん》につながる。

電話：0120-0-78310

・子どもの人権《じんけん》110番

いじめや体罰《たいばつ》、不登校《ふとうこう》、虐待《ぎゃくたい》などの相談。

最寄《もよ》りの法務局《ほうむきょく》・地方法務局《ほうむきょく》につながる。

電話：0120-007-110

・よりそいホットライン

どんな人のどんな悩《なや》みにもよりそう。

自殺予防《じさつよぼう》、DV、性暴力《せいぼうりょく》、セクシュアルマイノリティなどの専門《せんもん》回線もある。

電話：0120-279-338

運営《うんえい》：一般社団法人社会的包摂《いっぱんしゃだんほうじんしゃかいてきほうせつ》サポートセンター

・児童《じどう》相談所

18歳未満《さいみまん》の子どものさまざまな相談。虐待《ぎゃくたい》に関《かん》する相談。

電話をかけた地域《ちいき》を管轄《かんかつ》する児童《じどう》相談所につながる。

電話：189

2019年1月現在

装丁画・漫画　いつか
装　丁　菊池 祐
本文DTP　荒木香樹
構　成　阿部久美子

長沼睦雄（ながぬま・むつお）

十勝むつみのクリニック院長。北海道大学医学部卒業。脳外科研修を経て神経内科を専攻し、日本神経学会認定医の資格を取得。北海道大学大学院にて神経生化学の基礎研究を修了後、障害児医療分野に転向。北海道立子ども総合医療・療育センターにて14年間小児精神科医として勤務。平成20年より北海道立緑ヶ丘病院精神科に勤務し、小児と成人の診療を行っていた。平成28年9月に開業し、発達性トラウマ障害、HSP、アダルトチルドレン、神経発達症などの診療を専門として取り組む。著書に、『「敏感すぎる自分」を好きになれる本』（青春出版社）、『子どもの敏感さに困ったら読む本　児童精神科医が教えるHSCとの関わり方』（誠文堂新光社）、『大人になっても敏感で傷つきやすいあなたへの19の処方箋』（SBクリエイティブ）などがある。

10代《だい》のための疲《つか》れた心《こころ》がラクになる本《ほん》
「敏感《びんかん》すぎる」「傷《きず》つきやすい」自分《じぶん》を好《す》きになる方法《ほうほう》

2019年2月18日　発　行　　　　NDC140

著　者　長沼睦雄《ながぬまむつお》
発行者　小川雄一
発行所　株式会社 誠文堂新光社
〒113-0033　東京都文京区本郷3-3-11
（編集）電話 03-5800-5753
（販売）電話 03-5800-5780
URL http://www.seibundo-shinkosha.net/
印刷所　広研印刷 株式会社
製本所　和光堂 株式会社

ISBN978-4-416-51938-7